U0863319

月嫂知识必读

王丽丽　主编

河北大学出版社·保定

月嫂知识必读

YUESAO ZHISHI BIDU

出 版 人：耿金龙
责任编辑：贾道民
张 磊
装帧设计：范永江
责任校对：刘景坤
责任印制：靳云飞

图书在版编目（CIP）数据

月嫂知识必读 / 王丽丽主编．-- 保定 ：河北大学出版社，2012.7（2020.1 重印）
ISBN 978-7-5666-0047-9

Ⅰ．①月… Ⅱ．①王… Ⅲ．①产褥期－护理②新生儿－护理 Ⅳ．① R714.6 ② R174

中国版本图书馆 CIP 数据核字（2012）第 165802 号

出版发行：河北大学出版社
地址：河北省保定市七一东路 2666 号 邮编：071000
电话：0312-5073033 0312-5073029
邮箱：hbdxcbs818@163.com 网址：www.hbdxcbs.com
经 销：全国新华书店
印 刷：保定市北方胶印有限公司
幅面尺寸：787 mm × 1092 mm 1/32
印 张：6.625
字 数：120 千字
版 次：2012 年 9 月第 1 版
印 次：2020 年 1 月第 2 次印刷
书 号：ISBN 978-7-5666-0047-9
定 价：18.00 元

编 委 会

前　言

按照中央文明委关于志愿服务工作的部署，河北省文明办、河北省妇联共同制定实施了《关于在全省深入开展巾帼志愿服务工作的意见》，把关爱下岗女工和女农民工作为其中的重要活动内容，受到了广大女同胞的欢迎和社会各界的好评。为深入开展关爱他人、关爱社会、关爱自然志愿服务活动，将巾帼志愿服务工作进一步推向深入，省文明办、省妇联、省志愿服务指导委员会办公室根据工作需要和城乡妇女创业就业需求，组织医疗、教育、卫生、法律等领域的志愿者编写了《月嫂知识必读》一书，旨在进一步提高下岗女工和女农民工的道德素养、文化水平和就业能力，帮助她们更好地实现就业致富，为促进家政服务业又好又快发展，推进群众性精神文明创建工作和完善全省社会志愿服务体系建设贡献力量。

本书编写人员主要来自妇女儿童医疗救治工作和教学科研第一线。本书紧密联系月嫂工作实际，力求内容准确丰富，结构科学严谨，语言通俗易懂，使其具有权威性、针对性、操作性和可读性。希望本书有助于月嫂从业人员进一步提高服务水平和服务质量，成为专业的母婴保健和护理人员，为更好地胜任本职工作打下良好基础。

囿于水平和时间，书中定有疏漏和不当之处，恳请读者提出宝贵意见，以备再版时内容更加科学、完善、实用。

衷心祝愿每一位女同胞平安健康、家庭幸福、事业有成！

编　者

2016 年 10 月

目　录

第一章　月嫂职业概述 ………………………… (001)

第一节　基本知识 ………………………… (001)
一、月嫂定义 ………………………… (001)
二、职业前景 ………………………… (001)
三、工作内容 ………………………… (002)
第二节　职业要求 ………………………… (004)
一、职业道德 ………………………… (004)
二、职业素养 ………………………… (005)
三、职业能力 ………………………… (006)
四、工作守则 ………………………… (008)
第三节　礼仪要求 ………………………… (009)
一、仪表要求 ………………………… (010)
二、举止礼仪 ………………………… (011)
三、交谈礼仪 ………………………… (011)
四、敲门礼仪 ………………………… (012)
五、外出礼仪 ………………………… (013)
六、餐桌礼仪 ………………………… (013)

第四节　维权常识 ……………………………… (014)
一、相关政策 ……………………………… (014)
二、维权途径 ……………………………… (016)

第二章　产褥期护理 ……………………………… (017)

第一节　产褥期生理变化 ……………………… (017)
一、产褥期概念 ……………………………… (017)
二、生理变化 ……………………………… (017)
三、护理要求 ……………………………… (024)
四、健身运动 ……………………………… (030)
第二节　产褥期常见症状及护理 ……………… (034)
一、发烧 ……………………………… (034)
二、恶露 ……………………………… (035)
三、褥汗 ……………………………… (035)
四、脱发 ……………………………… (035)
五、疲乏 ……………………………… (037)
六、抑郁 ……………………………… (038)
七、宫缩痛 ……………………………… (039)
八、腰背痛 ……………………………… (039)
九、乳房胀痛 ……………………………… (041)
十、乳头皲裂 ……………………………… (042)

十一、会阴伤口疼痛 …………………… (043)
十二、排尿困难及便秘 …………………… (044)
第三节 产褥期饮食与营养 …………………… (044)
一、饮食原则 …………………… (044)
二、鼓励吃的食物 …………………… (046)
三、饮食禁忌 …………………… (048)
四、月子食谱 …………………… (050)

第三章 新生儿的生理特点及护理 ………… (059)

第一节 新生儿基本知识 …………………… (059)
一、新生儿概念 …………………… (059)
二、新生儿生理特点 …………………… (059)
第二节 新生儿喂养 …………………… (063)
一、母乳喂养 …………………… (063)
二、人工喂养 …………………… (070)
三、混合喂养 …………………… (073)
第三节 新生儿日常护理 …………………… (073)
一、睡眠 …………………… (074)
二、洗澡 …………………… (074)
三、测体温 …………………… (076)
四、测体重 …………………… (077)

五、测身长 ………………………………… (078)
六、剪指甲 ………………………………… (079)
七、穿衣盖被 ……………………………… (079)
八、脐带护理 ……………………………… (081)
九、抱宝宝的方法 ………………………… (083)
十、屁屁护理 ……………………………… (085)
十一、尿布的选择和使用 ………………… (086)
第四节　新生儿抚触 ……………………… (090)
一、抚触概念 ……………………………… (090)
二、抚触方法 ……………………………… (091)
第五节　新生儿常见症状及疾病 ………… (093)
一、观察体态 ……………………………… (094)
二、常见症状及疾病 ……………………… (098)
第六节　新生儿护理误区 ………………… (125)
一、过度捂 ………………………………… (125)
二、挤乳房 ………………………………… (126)
三、挑马牙 ………………………………… (127)
四、蜡烛包 ………………………………… (129)

第四章　特殊情况下产妇特点及护理要求
……………………………………………… (131)

第一节 剖宫产产妇护理 ……………………… (131)
一、产妇特点 ……………………………… (131)
二、护理要求 ……………………………… (132)
第二节 妊娠合并症及并发症孕产妇护理
…………………………………………… (134)
一、贫血孕产妇护理 ……………………… (134)
二、妊高征孕产妇护理 …………………… (138)
三、糖尿病孕产妇护理 …………………… (140)
四、心脏病孕产妇护理 …………………… (142)

第五章 高危新生儿护理 ……………………… (148)

第一节 高危新生儿概述 ……………………… (148)
一、高危儿概念 …………………………… (148)
二、高危儿范围 …………………………… (148)
第二节 常见高危新生儿护理 ……………… (151)
一、早产儿护理 …………………………… (151)
二、胎儿窘迫出生后护理 ………………… (153)

第六章 家庭医生 ……………………………… (159)

第一节 产妇疾病预防 ……………………… (159)

一、预防产后出血 …………………………（159）
二、预防产褥感染 …………………………（163）
三、预防产后中暑 …………………………（167）
四、预防产后痔疮 …………………………（171）
五、预防子宫脱垂 …………………………（173）
第二节　产后检查 …………………………（177）
一、体重 ……………………………………（177）
二、血压 ……………………………………（178）
三、血常规、尿常规 ………………………（178）
四、乳房 ……………………………………（178）
五、盆腔器官 ………………………………（178）
六、伤口愈合情况 …………………………（179）
第三节　新生儿保健 ………………………（179）
一、身体保健 ………………………………（179）
二、智力开发 ………………………………（194）

第一章　月嫂职业概述

第一节　基本知识

一、月嫂定义

月嫂服务是经济社会发展过程中新兴的一种家庭服务模式，从业人员俗称月嫂。月嫂是具有特殊专业技能，为特定人群提供特殊服务的家政服务员。

所谓具有特殊专业技能，是指从业人员必须经过专门培训，具有对产妇和新生儿进行专业护理的能力；所谓特定人群，是指服务的对象主要是产妇和新生儿（从出生到 28 天的婴儿）；所谓特殊服务，是指区别于一般的家政服务，服务对象更具体，服务内容更专业。

从事月嫂这个职业必须通过专业培训，掌握产妇和新生儿护理知识，能够为产妇和新生儿提供生活指导、饮食调养、运动锻炼和心理疏导等一系列专业服务。一般情况下，月嫂会集保姆、护士、厨师和保育员的工作性质于一身，属于高级家政服务人员。

二、职业前景

随着社会的不断进步，生活水平的不断提高，人们对健康的要求也越来越高，其中婴幼儿、妇女保健工作已成为广大人民群众关注的焦点，人们对母婴护理的方法要求越来越规范，质量要求越来越高。为满足这一大众需求，越来越多的家政服务员在经过孕产妇及新生儿护理培训后，着重从事孕产妇及新生儿的护理，帮助产妇安全度过产褥期，使新生儿得到最佳护理，人们将这部分家庭服务员称之为“月嫂”“月子保姆”“月子护理员”等。

现在正值“80后”的生育高峰，“80后”是时尚的一代也是文化层次较高的一代，准父母们都希望自己孩子能够赢在起跑线上，老一辈传统的育儿观念和“坐月子”的理念已经远远满足不了他们的需求。现在，父母对孕产妇、婴儿健康的要求，已经开始由简单的物质供应、传统的生理呵护，转向更注意心理的调适、心灵的沟通及科学育儿文化的熏陶，需要的是高品质的服务和专业化的指导。月嫂就是经过专业培训的“育儿专家”。她们大多数都有过生育经历，经历过初当人母的喜悦与辛劳，再经过医护专家的专业培训，具备了护理、营养、心理的相关知识，在工作中会以博大的爱心、辛勤的劳动以及专业的技能带给产妇和婴儿早期最科学、最温馨的帮助。随着人们生活水平的提高和对下一代更高的期望，大多数家庭都具备接受母婴服务的条件，这就使得母婴护理逐渐成为家政行业的新兴产业和朝阳产业。

三、工作内容

月嫂的工作内容以月子（产后6～8周）护理

为主，其中新生儿护理约占 80%，产妇护理约占 20%。

1. 新生儿护理

(1) 生活护理。包括指导正确哺乳、喂养、呵护、洗澡、穿衣、换洗尿布、物品消毒等。

(2) 健康护理。包括婴儿抚触、按摩，预防接种，脐部护理，体温测量，大小便观察，啼哭观察，鹅口疮、黄疸、臀红、尿布疹、发热、腹泻、便秘等常见疾病的观察和护理等。

(3) 潜能开发。包括帮助产妇为新生儿做婴儿操，锻炼新生儿的四肢协调能力，触觉、听觉、视觉、嗅觉训练，早期智力开发，培养良好的生活习惯等。

2. 产妇护理

(1) 生活护理。保持室内干净整洁、空气清新，清洗、消毒产妇衣物，帮助产妇擦洗身体，照顾产妇饮食等。

(2) 健康护理。观察产妇身体情况，主要是乳房、恶露、大小便等情况；协助母乳喂养，教会产妇正确的哺乳姿势；乳房保健，乳房清洗、按摩、通乳等；心理疏导，多与产妇进行语言沟通，交流育婴心得，减少产后抑郁症的发生。

(3) 饮食营养。合理安排产妇饮食，为产妇制作营养餐。

(4) 产后恢复。指导产妇做好产后恢复操，协助产妇体型恢复。

第二节　职业要求

月嫂是家政服务员中的特殊群体，主要的工作场所在服务对象的家中，与产妇和新生儿日夜相处，其工作能力、工作态度直接影响着产妇的恢复和新生儿的健康，因此，对月嫂的职业操守和自身素养有着更高的要求。同时，遵守职业道德，提高自身素养也是每一个月嫂应尽的社会责任。除了职业道德、自身素养以外，了解和掌握月嫂的工作内容和职责，也是做好月嫂必不可少的前提条件。

一、职业道德

职业道德，是从业人员在一定的职业活动中应遵循的、具有自身职业特征的道德要求和行为规范，良好的职业道德和行为规范是工作质量的基础，作为一名合格的月嫂，必须严格遵守以下职业道德。

1. 爱岗敬业，优质服务

爱岗敬业，优质服务，是职业道德最重要的体现，是对从业人员的基本要求，是做好本职工作的前提和保障。

2. 遵纪守法，诚实守信

遵纪守法是每个从业人员必须具备的最起码的道德要求，也是衡量一个从业人员道德水平的尺度。诚实守信是做人的根本，是中华民族的传统美德，也是优良的职业作风。

3. 喜欢宝宝，尊重产妇

月嫂的主要服务对象是婴儿和产妇，工作的重心是为婴儿和产妇提供优质的专业护理服务。一名合格的月嫂对于服务对象必须要发自内心的热爱，把他们当成自己的亲人和孩子，全身心地投入到工作中去。同时，要充分尊重服务的产妇，尊重她们的人格和自尊心，尊重她们的生活习惯和宗教信仰，用平等和民主的态度同她们交流和沟通，满足她们的合理要求。

二、职业素养

1. 身体健康，心态良好

身体健康，爱好清洁，养成好的卫生习惯，注重仪容仪表和言谈举止，稳重大方，不卑不亢。具有积极的心态，能够正确对待职业，热爱本职工作；要有爱心，关心产妇和婴儿健康；要能客观评价自己，看到自己的长处和短处，把长处发挥到最大，努力克服自身的缺点，做一个积极向上的人。

2. 善于学习，知识丰富

在工作中要严格要求自己，坚持学习与职业有关的新理念、新知识、新技术，并能够做到学以致用，提高自己把学到的知识运用到实际工作中的能力。作为一名优秀的月嫂，不但要有科学育婴、护理产妇、卫生保健等方面的专业知识，还要懂得基本礼仪、社会常识、法律常识等文化知识。

3. 诚实守信，技能熟练

以诚信对待工作，把服务对象当作自己的亲

人，富有爱心、耐心、诚心和责任心；能够运用专业的保健技能，为产妇和婴儿提供护理和保健服务；能够运用科学的餐饮操作技能，为产妇提供营养美味的饮食；能够运用卫生保洁技能，为产妇和婴儿创造一个安全、整洁、健康的生活环境。

4. 团结协作，善于沟通

具有较强的适应能力，进入家庭后，能够很快地调整自己，尽快融入家庭生活；善于沟通，能够把自己的观点和想法正确地表达出来，多听取家庭成员特别是产妇的意见和建议，能够与不同性格的服务对象及其家人建立良好的人际关系并形成默契配合。

5. 严守纪律，勤奋刻苦

严格遵守职业道德和职业规范，尊重服务对象及其家庭成员，不泄露服务对象的家庭隐私；不泄露公司要求保守的商业机密。工作中，要不怕苦，不怕累，在照顾好产妇和婴儿的前提下，尽量多干些家务活。

三、职业能力

1. 护理能力

月嫂要经过专门的职业技能培训，具有丰富的产妇和婴儿保健知识和经验，能够及时发现产妇和婴儿身体和心理存在的问题，并提出合理的意见和建议；在工作过程中，能够运用专业的技能给予产妇和婴儿科学护理，保障他们的身心健康。

2. 沟通能力

月嫂要口齿清楚，会讲普通话；要有较强的表达能力，能够正确表达自己的想法，提出合理的意见和建议；要有较强的沟通能力，积极征询产妇及其家人的意见和建议，根据这些意见和建议改进自己的工作。

3. 学习能力

月嫂要具备初中以上文化程度，坚持学习科学的医疗保健护理知识、心理保健知识，并能够把学到的知识运用到实际工作中去，不断提高服务技能和服务水平；要坚持学习同事们的好做法、好经验，不断地完善自己，提高自己；还要善于向产妇及其家人学习，根据他们的意见和建议，努力提高服务水平。

4. 餐饮制作能力

保证产妇的饮食科学、营养、健康是月嫂工作的一项重要内容。月嫂要根据产妇的特点和喜好，学会制作几种营养美味的餐饮，来满足产妇的不同需求。

5. 卫生保洁能力

月嫂要树立健康的生活理念，在做好产妇和婴儿健康护理的同时，多承担一些家务劳动，比如清洗产妇和婴儿衣物、打扫产妇家庭卫生等，为产妇和婴儿提供一个健康温馨的环境。

由于月嫂职业的特殊性，以至于对月嫂的能力要求是多方面的。从事月嫂工作必须经过专门的职业培训，一般在有资质的培训机构连续接受专业培训15天左右即可上岗。但要成为有资质的专业育婴员，则需要按照国家制定的《育婴员国家职业标准》中规定的时间和要求进行专业培训和考试，并取得相应的国家职业资格证书。培训内容主要为：母乳喂养指导、乳房护理；产褥期护理、营养；新生儿护理，生长发育和智能提高训练、人工喂养；新生儿常见疾病预防；婴幼儿辅食添加等知识和技能。

四、工作守则

1. 文明服务

月嫂要做讲文明、懂礼貌、有文化、有知识、有教养的人。在交往中注意原则，以诚相待，使用文明优雅的语言，不能讲粗话、脏话、荤话、怪话、气话，多用礼貌用语。在对方发表议论时要聚精会神地倾听，不随意插话。不要搬弄是非，不要挖苦取笑对方。在讲解一些专业术语时，尽量使用对方能够明白的语言。对于对方的亲属和老人，要主动问候，虚心请教，遇有不同意见要耐心沟通，让对方感觉到你对他们的尊重。

2. 努力工作

月嫂要用心照顾服务对象，尽心尽力地做好本职工作。详细记录工作内容和新生儿的状况，及时与服务对象及其家人进行沟通，并针对不同情况，提出专业化的建议。工作时间不做私事，不接待私人来访，如遇特殊情况，须向服务对象及其家人说明情况，征得其同意后进行。工作时精力要集中，注意仪表仪容和工作态度，保持微笑服务。

3. 尊重他人

月嫂要维护服务对象的私密空间，不对外透露服务对象的家庭隐私，对于服务对象的事务不要参与议论，也不外传。尊重服务对象的生活习惯和宗教信仰并主动适应，与服务对象及其家人建立良好的人际关系。

4. 服从安排

月嫂要服从公司安排，严格按照月嫂的工作规程和服务范围，保质保量完成任务；不得随意毁约、终止合同；不得未经服务对象及其家人同意，随意改变工作内容及工作标准；月嫂要服从客户家庭安排，未经服务对象及其家人同意不得私自离开工作岗位，遇事要多与产妇和家人沟通，努力得到他们的理解和支持。

第三节　礼仪要求

礼仪是一个人性格、品质、情操、素养、精神世界和生活习惯的外在表现，代表着一个人的思想道德水平、文化修养和交际能力。在现代社会中，基本的礼仪原则有四项：

一是尊重。月嫂要尊重服务对象家庭中的每个成员，尊重来宾等。

二是自律。月嫂要在交往过程中克己慎重、积极主动、自觉自愿、礼貌待人、表里如一，自我对照，自我反省，自我要求，自我检点，自我约束，不能妄自尊大，口是心非。

三是适度。月嫂在工作中特别是交谈时要适度得体，掌握分寸，不该说的不说，不该问的不问，不该传的不传。

四是真诚。月嫂要诚心诚意，以诚待人，不逢场作戏、言行不一，不当面一套背后一套、阳奉阴违。

月嫂作为一种特殊职业，与服务对象及其家人有着十分密切的接触，注意个人礼仪，赢得服务对象及其家人的尊重，对于顺利开展工作，有着十分重要的意义。

一、仪表要求

总的要求是：整洁清爽，端庄大方。

1. 保持头发清洁，修饰得体，发型与本人自身条件和工作性质相适宜。

2. 保持面部清洁，不要化妆，不要涂彩色指甲，避免使用芳香型护肤品和化妆品，以免引起新生儿或产妇过敏。

3. 保持手部清洁，随时洗手，经常修剪指甲，避免划伤新生儿。

4. 保持口腔清洁，无异味，起床后及饭后及时漱口。

5. 穿着得体，不穿过分裸露、透露和修身的衣服，也不要穿过分宽松的衣服，夏季尤其要注意。

6. 保持精神饱满，做到微笑服务。

二、举止礼仪

总的要求是：站坐有相，举止得当。

1. 站立时，身体应与地面垂直，重心放在两个前脚掌上，挺胸、收腹、收颌、抬头、双肩放松。双臂自然下垂或在体前交叉，眼睛平视，面带笑容，不要歪脖、斜腰、屈腿或下意识地做小动作。

2. 正确的坐姿是腰背挺直，肩放松，上身保持端正，两膝并拢；双手自然放在膝盖上或椅子扶手上。入座时要轻柔和缓，离座时要端庄稳重，不可猛起猛坐或随意拖拉座椅；离座时，请身份高者先离开。

3. 行走时应抬头，身体重心稍前倾，挺胸收腹，上体正直，双肩放松，两臂前后自然摆动，脚步轻而稳，面带微笑，目光自然，不东张西望。

三、交谈礼仪

总的要求是：自然大方，表达得体。

1. 交谈时要有礼貌，不能东张西望、看书看报、面带倦容、哈欠连天。态度要诚恳，声音大小适宜，语调平和沉稳；做手势动作幅度要小，不要用手指对着别人指指点点；要与对方保持一定的距离。同时与几个人交谈时，不要把注意力集中在一两个人身上，要照顾到在场的每一个人，注意倾听对方的谈话，不要随意打断。

2. 养成使用敬语的习惯。在与服务对象及其家人第一次见面及互致敬意时，要用问候语“您好”；当你向他人提出某种要求或请求时应使用请托语“请”，当你希望得到他人谅解时，也需要用“请”字；当他人为你提供帮助或服务对象及其家人向你提出意见或建议以及对你的工作表示满意、称赞的时候，要使用致谢语“谢谢”；当自己言行举止欠妥希望得到对方谅解时可使用道歉语“对不起”，在不能满足服务对象及其家人的不合理要求时，也可以使用“对不起”，但同时应有科学合理的解释和对策；在工作完毕与服务对象及其家人分别时，要使用告别语“再见”。在使用敬语时，要注意自然亲切，语调适中，不可漫不经心，矫揉造作。

3. 交谈时要注意分寸。不可出言不逊、强词夺理；不要谈论他人隐私、揭人短处；不可背后议论他人、拨弄是非；不说荒诞离奇、耸人听闻的事情，不乱传小道消息；谈话中意见不一致时，要保持冷静，耐心讲解，通过沟通取得一致；如果一时不能达成一致意见，则可以暂时回避这个话题，待有适宜的场合再进行沟通解释。如遇有攻击或侮辱性的语言，一定要表明自己的态度，但要注意措辞和尺度。

四、敲门礼仪

一定要养成进入服务对象及其家人的房间先敲门，得到允许后再进屋的习惯，不能因为长期与服务对象及其家人生活在一起而忽视这一点。敲门要注意方式和力度，最正确的做法是先敲三下，隔一小会儿再敲几下。敲门的力度要适中，敲得太轻了别人可能会听不见，敲得太响了不礼貌而且会引起反感，还要注意不要“嘭嘭”地乱敲一气，这样做有可能惊吓了新生儿，发生意外；也有可能使产妇受到惊吓，产生不良后果。敲门时绝不能用拳捶，也不能用脚踢，如果手中拿着东西，可先将东西放在一旁再敲门。遇到房门虚掩时，也要先敲门，得到允许后再进入房间。

五、外出礼仪

完成手头的工作，从服务对象及其家人的房间里出来时，应该问一问是否需要把门关上，然后根据回答决定出门后是否关上房门。有事外出，应该向服务对象或其家人打招呼，说明外出理由、在外滞留时间及大致返回时间，得到允许后再外出，尽量在约定时间前返回。如遇特殊情况，在约定时间确实难以返回的，要通过电话或其他通讯方式及时告知服务对象或其家人。

六、餐桌礼仪

作为月嫂，如需要在服务对象家中用餐，要注意以下问题：一是用餐时应在家中的长辈动碗筷后再动筷子，不要抢在长辈前面。二是吃相要文雅，要以碗就口而不是以口就碗。三是夹菜时应从靠近自己或者面对自己的盘边夹起，不要在盘子中挑挑拣拣，注意不要把菜拨到桌子上，也不要把汤汁滴到桌面上；用勺子舀取食物时，可在原处暂停片刻，待汤汁不再往下滴时再移回来享用。四是咀嚼饭菜时要安静，嘴里不要发出“叭叭”“呱唧呱唧”的声音。五是口中含有食物时，不要与人交谈，以免口中的食物喷出来。六是吃饭时精神要集中，不要一边吃饭一边看电视。七是进餐过程中吐出的骨头、鱼刺等，要用筷子或手接取后放在自己面前的桌子上，不能直接吐到桌面上或者地面上。八是进餐过程中，如遇咳嗽、打喷嚏，要用手或者纸巾捂住嘴，把头转向后方，并向同桌进餐的人表示歉意。九是尽量不要在餐桌上当众剔牙，如非剔不可时，要使用牙签并用手掩住口部。

第四节　维权常识

一、相关政策

2010 年 9 月，国务院办公厅印发了《国务院办公厅关于发展家庭服务业的指导意见》（国办发〔2010〕43 号），为大力促进家庭服务业的发展提供了政策指导。《指导意见》中对维护家庭服务从业人员的合法权益做了明确的规定。

1. 建立劳动关系

《指导意见》第二十一条规定：“招聘并派遣家政服务员到家庭提供服务的家政服务机构，应当与员工制家政服务员签订劳动合同或简易劳动合同，执行家政服务劳动标准，家政服务机构应当与家庭签订家政服务协议。以中介名义介绍家政服务员但定期收取管理费等的机构，要执行员工制家政服务机构的劳动管理规定。引导家庭与通过中介组织介绍或其他方式自行雇用的非员工制家政服务员签订雇用协议，明确双方的权利和义务。其他家庭服务机构及其从业人员应当依法签订劳动合同，执行劳动法律法规一般规定。”

2. 维护劳动报酬等权益

《指导意见》第二十二条规定：“家政服务机构支付给员工制家政服务员的工资不得低于当地最低工资标准。家政服务机构向员工制家政服务员收取管理费的，不得高于规定的比例。员工制家政服务员可以实行不定时工作制，家政服务机构及家庭应当保障其休息权利，具体休息或补偿办法可结合实际协商确定。”

3. 维护社会保障权益

《指导意见》第二十三条规定：“家庭服务机构及其从业人员应当按规定参加社会保险、缴纳社会保险费。”“非员工制城镇户籍家政服务员可以灵活就业人员身份，自愿参加城镇企业职工基本养老保险和城镇职工基本医疗保险或城镇居民基本医疗保险。非员工制农业户籍家政服务员可以自愿参加新型农村社会养老保险、新型农村合作医疗，或以灵活就业人员身份自愿参加城镇职工基本医疗保险或城镇居民基本医疗保险。工伤保险及其他有条件的社会保险险种要针对家政服务员特点，实行灵活便捷的参保缴费方式，并做好转移接续工作。”

二、维权途径

1. 当人身安全受到侵害时，首先要想办法脱离危险，尽快拨打报警电话，注意保存证据。

2. 当劳动保障权益受到侵害时，可以向劳动监察部门投诉举报，也可以向劳动人事争议调解仲裁机构申请仲裁，还可以向人民法院提起诉讼。

3. 当其他经济权益受到侵害时，当事人可以依法向人民法院提起诉讼。

第二章　产褥期护理

第一节　产褥期生理变化

一、产褥期概念

产褥期主要是指从分娩结束到产妇身体恢复至孕前状态的一段时间。在正常的妊娠过程中，胎儿以及胎盘娩出以后，子宫就要有所恢复，胎盘剥离的创面完全愈合大概需要 6 周的时间，因此我们就把产褥期定到产后的 6 周，民间俗称“坐月子”。

产前孕妇要负责提供胎儿生长发育所需要的营养，母体的各个系统都会发生一系列的适应变化。子宫肌细胞肥大、增殖、变长，心脏负担增大，肺脏负担也随之加重，妊娠期肾脏也略有增大，输尿管增粗，肌张力减低，肠蠕动减弱。此外，内分泌、皮肤、骨、关节、韧带等都会发生相应改变。在“坐月子”过程中，实际上是产妇整个身体特别是生殖系统恢复的一个过程。恢复得不好，会影响产妇的身体健康。因此，坐好月子对产妇来说非常重要。

二、生理变化

月嫂了解产妇产褥期生理变化，有利于更好地开展产妇护理工作，有利于早期发现异常，及时处理。

1. 体温变化

多数产妇产后体温在正常范围内，有些产妇产后 24 小时内体温稍升高，但一般不超过 38℃，这可能与产程中过度疲劳、产程延长或机体脱水有关，一般经过休息、进食、补充液体等，体温会很快恢复正常。产后 3～4 天因乳房血管、淋巴管极度充盈也可能有发热现象，称“泌乳热”，一般持续 4～16 小时后降至正常。

2. 子宫及宫颈变化

胎盘娩出后，子宫会逐渐地缩小，变为圆而硬的球，医学上称为子宫复旧。产后子宫复旧过程有一定规律，产后 1 小时，子宫会先下降至肚脐处，大约维持 24 小时后，以后每天会下降约一指幅，一般妇女于产后 10 天以后，子宫可以收缩得很好，此时子宫已经进入骨盆腔，无法再经由腹部触摸到，直至产后 6～8 周，子宫便能恢复到未孕时大小。另外，喂母乳会释放缩宫素，子宫会因此收缩得更快些，有利于产妇恢复。

3. 恶露

产妇分娩后随着子宫蜕膜的脱落，血液、坏死的蜕膜组织经阴道排出体外称为恶露。根据恶露的颜色及性状分为：血性恶露、浆液恶露、白色恶露。

产后前 3 天恶露的成分几乎全是血液，所以多呈红色称之为“红恶露”，大约产后第 4 天起恶露的量会慢慢减少，且颜色变成褐色，称“浆恶露”。产后约10天起，分泌物的量减少，分泌物变成无色或白色，称之“白恶露”，通常恶露会随着子宫收缩而排出，直至产后第6周左右才会完全排净，总量可达500毫升。

观察恶露的颜色由红变白，数量由多渐少，由血腥味到无味。一般1个月后应排净，若恶露不净、有异味或出现其他异常，就要及时看医生。这一段时间内，要注意休息，禁止性生活，调养好身体，促进生殖器和机体尽快恢复。

4. 产后宫缩痛

产褥早期因子宫收缩引起下腹部阵发性疼痛称为产后宫缩痛，于产后1～2天出现，持续2～3天多可自然消失，一般不需要特殊处理。宫缩痛多见于经产妇，哺乳时反射性缩宫素分泌增加可加重疼痛，疼痛严重者，排除其他疾病引起后可服用止痛药对症处理。

5. 阴道与外阴变化

分娩结束后，阴道变成为松弛的管道，阴道周围的组织和阴道壁水肿，黏膜皱褶消失，于产褥期阴道腔逐渐缩小，阴道壁肌张力逐渐恢复，约在产后3周重新出现皱褶，阴道逐渐缩小，至产褥期结束基本恢复，但尚不能完全恢复到未孕时的紧张度。

产后外阴轻度水肿，于产后2～3日逐渐消退。外阴部有丰富的血管网，如发生裂伤，易形成血肿。会阴部的裂伤或切口，由于血液循环丰富，愈合较快，一般于产后3～5日即可拆线。

6. 盆底变化

在分娩过程中，由于胎头长时间的压迫扩张，使盆底肌肉和筋膜因过度伸展弹性降低，并可能有部分肌纤维断裂。如无严重损伤，产后1周内，水肿和瘀血便会迅速消失，组织的张力逐渐恢复；如盆底肌肉和筋膜发生严重损伤、撕裂，而又未能及时修补，可能造成盆底支撑能力下降，是造成以后阴道前后壁膨出和子宫脱垂的基本原因。因此，接生时正确的保护会阴，产后对裂伤及时、正确修补，至关重要。

7. 乳房的变化

产后2～3日，乳房增大，皮肤紧张，表面静脉扩张、充血，有时可形成硬结并使产妇感到疼痛。有的产妇副乳腺、腋窝处也会出现肿胀疼痛。由于乳房充血，影响血液及淋巴的回流，可导致局部淋巴结肿大。严重者，乳腺管阻塞，乳汁排出不畅，形成“淤乳”，同时还可能有不超过38℃的低热，称为泌乳热。不哺乳者，上述的乳房变化可在产后1周左右恢复正常。

产妇在分娩后7天之内分泌的乳汁叫初乳，初乳对于新生儿来说特别重要。初乳中含有新生儿所需要的所有的营养成分，更主要的是因为其成分当中含有免疫物质，能增强新生儿免疫力。新生儿在出生后半小时内吸吮乳头，可促进乳汁分泌，减轻乳胀的发生和程度。乳汁分泌还与产妇营养、睡眠、情绪及健康状况密切相关。因此，要想有充足的乳汁喂哺婴儿，就必须保证产妇身体健康，并有充足的睡眠，丰富的营养和稳定的情绪。

8. 消化系统变化

产后的前几天，产妇的身体非常虚弱，胃肠功能还没有恢复正常，一般约需要 1～2 周才能恢复正常。因此，产后数日内产妇仍然食欲欠佳，喜食汤食，要少吃多餐。此外，由于产后腹壁及盆底肌肉松弛，活动少，故容易发生便秘。

9. 泌尿系统变化

产后尽快排小便，顺产产妇应多喝水，尽快排第一次小便。因为在生产过程中，胎头下降会压迫膀胱、尿道，致使黏膜水肿、充血及肌张力降低，以及会阴伤口疼痛，不习惯卧床排尿等原因，容易发生尿潴留，憋尿时间太长，膀胱过度充盈会影响子宫收缩，导致产后出血。产后 2～3 天内产妇往往多尿，并且容易发生排尿困难。

10. 内分泌系统变化

分娩后，雌激素和孕激素水平急剧下降，至产后 1 周时已降至未孕时水平。不哺乳产妇通常在产后 6～10 周月经复潮，平均在产后 10 周左右恢复排卵。哺乳产妇的月经复潮延迟，有的在哺乳期月经一直不来潮，平均在产后 4～6 个月恢复排卵。产后较晚恢复月经者，首次月经来潮前多有排卵，故哺乳产妇未见月经来潮却有受孕的可能，应注意避孕。

11. 腹壁变化

妊娠期出现的下腹正中线色素沉着，在产褥期逐渐消退。初产妇紫红色妊娠纹变成银白色妊娠纹。腹壁皮肤受妊娠子宫增大的影响，部分弹力纤维断裂，腹直肌呈不同程度的分离，于产后腹壁明显松弛，腹壁紧张度需在产后6～8周恢复。产后科学的锻炼有助于腹壁皮肤及肌肉的恢复。

12. 心理变化

产妇心理也会随着妊娠过程和新生儿的降临发生一系列变化。一般来说，产褥期产妇的心理是处于脆弱和不稳定状态，特别是初产妇，在心理上会经历一系列不同的感受，如会因胎儿娩出的生理性排空而感到心理上的空虚；可能因为婴儿的外貌及性别与理想中的孩子不相吻合而感到失望；也可因分娩的阵痛未消除，而家人的注意力已转向新生儿而感到失落；或因为作为母亲而要负担的责任感到恐惧。这些症状与产妇在妊娠期的心理状态、对分娩经过的承受能力、以往的性格特点、所处环境以及包括对婴儿的抚养、个人及家庭的经济情况等社会因素均有关。产后不良心理现象可进一步发展成为产后郁闷、焦虑等，即所谓的产后忧郁综合征。如果在此时我们没有给予正确的心理护理和精神支持，很可能会引起产后忧郁等不良后果。因此，作为家人，仅仅为产妇补营养，定月子餐是远远不够的，要成为她们的精神支柱，观察她们的心理需要，给予正确的帮助和引导，平衡心理状态，使产妇圆满地完成角色转变。

产褥期的心理调适通常要经历三个时期：依赖期、依赖—独立期、独立期。

依赖期（产后1～3天）。在这一时期产妇的很多需求是通过别人的帮助来实现的，如对孩子的关心、喂奶、沐浴等。产妇多表现为用言语来表达对孩子的关心；较多地谈论自己的妊娠和分娩的感受。每一对夫妇对分娩都有一个计划，如想阴道分娩、尽量少吃药物等，如果实际的分娩与计划相距甚远，产妇在产后就有一种失落的感觉。较好的妊娠和分娩的经历，满意的产后休息、营养和较早较多的抚触孩子及与孩子间的目视，将帮助产妇较快地度过第一期进入第二期。在依赖期，医务人员的关心指导，丈夫及家人的关心帮助，都是极为重要的。

依赖—独立期（产后4～14天）。在这一时期产妇表现出较为独立的行为，改变依赖期中接受特别照顾和关心的状态，开始尝试学习和练习护理自己的孩子，亲自喂奶而不要帮助。但这一时期产妇也容易产生压抑。这种压抑可能是因为分娩后的产妇感情脆弱，母亲的责任感增加，由新生儿诞生而产生爱的被剥夺感以及痛苦的妊娠和分娩过程、产妇的糖皮质激素和甲状腺素处于低水平等因素造成。由于压抑的感情和参与新生儿的护理使得产妇极度疲劳，这种疲劳又可加重压抑。产妇压抑的情感往往不通过语言而通过行为来表达，例如哭泣、对周围漠不关心、不愿与人交往等。这一时期需要家人的及时护理和指导，帮助并纠正这种压抑，加倍地关心产妇，提供婴儿喂养和护理知识；耐心指导并帮助产妇护理和喂养自己的孩子，鼓励产妇表达自己的心情，特别是丈夫的支持和关怀，均有助于提高产妇的自信心，使产妇能尽快地接纳孩子，接纳自己，减轻压抑，顺利地过渡到独立期。

独立期（产后 2 周～1 个月）。在这一时期，新家庭开始正常运转，产妇和她的家庭逐渐融合为一个系统，相互作用从而形成新的生活形态。夫妇两人和孩子共同分享欢乐和责任，逐渐恢复到分娩前的家庭生活氛围。在这个时期，产妇及其丈夫往往会承受许多压力，如兴趣与需求的背离，哺育孩子承担家务及维持夫妻关系中各自角色的扮演等。帮助产妇保持心情愉快、精神放松，提高喂养技能，使其顺利度过产后适应期，从而保证家庭和谐十分重要。

三、护理要求

产妇从分娩结束到身体的各项器官机能完全恢复一般需要 6～8 周的时间，这段时期叫产褥期，俗称“坐月子”。这段时期是产妇身体恢复的关键时期，需要月嫂特别是家人对产妇进行尽心尽责的科学护理。

1. 产后第 1 天

产后第 1 天十分关键，需要注意的问题很多。

这时产妇多数处于住院期间，有医护人员提供专业的服务。但是，有些问题产妇本人、亲属或月嫂要引起重视，以便更好地度过月子生活。

（1）观察产后出血情况。产后第1天最需要留意和观察的就是产妇的出血量，特别是分娩后的2小时内。因为目前在我国导致孕产妇死亡的第一杀手仍是产后出血。预防和减少产后出血的方法有，产后勤解小便。顺产产妇应在产后2小时开始小便，避免膀胱充盈影响子宫收缩；协助产妇按摩子宫，将手放于产妇下腹部，按摩子宫底，均匀而有节奏，将子宫揉成球形，可促进子宫恢复，减少产后出血。

（2）多休息。分娩过程几乎耗尽了产妇的全部体力，因此产后最需要的就是休息，以确保体力恢复。保持安静，抓紧时间休息，让产妇美美地睡一觉，家属不要轻易去打扰她。睡足之后，应吃些营养高且易消化的食物，同时要多喝水。

（3）注意清洁。产褥初期，皮肤排泄功能旺盛，出汗多，尤其睡眠和初醒时更明显，有时不到半天衣裤已经湿透了，千万不要怕麻烦，要多准备一些内衣裤和贴身衣物，一旦感觉不舒服马上换下来，避免着凉，这种情况在产后1周左右会自行好转。会阴部有侧切伤口或阴道撕伤，阴道出血及分泌物较多者，每天应用温开水或1∶5000高锰酸钾溶液清洗外阴部，勤换会阴垫并保持会阴部清洁和干燥。

（4）尽早哺乳。一般来说产后第 1 天产妇就会有少量黏稠、略带黄色的乳汁，这就是初乳。宝贵的初乳中含有大量的免疫抗体，可以保护婴儿免受细菌的侵害，这是婴儿千万不能错过的宝贵食品。宝宝出生 30 分钟内应进行母乳喂养，这样有利于促进产妇乳汁的分泌，有利于子宫收缩。

（5）饮食原则。对于刚生下宝宝的产妇来说，身体仍处在极度虚弱的状态，同时肠胃的蠕动也较差，对食物的消化与营养吸收功能尚未恢复。为了补充产妇在分娩过程中的大量消耗，产后饮食应以富于营养、足够的热量为原则。红糖水非常适合产后第一餐食用，产妇在分娩中消耗大量的精力与体力，加之失血过多，急需补充大量铁质，红糖水不仅能补血，还能促进产妇产后恶露排出。不过红糖水不能喝得太多，以产后 7～10 天饮用为佳，以后则应多吃营养丰富、多种多样的食物。小米粥是产后饮食中不错的选择，小米中含有丰富的维生素 B1 和维生素 B2，膳食纤维含量也很高，它能帮助产妇恢复体力，并刺激肠蠕动，增加食欲。产妇如果自我感觉消化情况较好，第二餐开始便可试着吃鸡蛋。鸡蛋富含的营养，有助于产妇恢复体力，维护神经系统的健康，减少产后抑郁情绪。每天吃 2～3 个鸡蛋即可，但要注意分两餐吃。白水煮蛋和蒸蛋羹都是不错的选择。

2. 产后第 2 天

产妇经过产后的休息，身体和体力均有一定程度的恢复，子宫收缩高度平脐，以后每日下降1～2厘米。护理要点：一般情况下，经阴道正常分娩的产妇在分娩后第2天就应当下床走动，产妇可以自己洗脸，自己坐起吃饭，自己步行上厕所，自己处理恶露等，也可以在医护人员指导下，每天做一些简单的锻炼或产后体操，有利于恢复，并保持良好的体形。产妇“坐月子”期间，进食次数较多，吃的东西也较多，每天应刷牙1～2次，可选用软毛牙刷轻柔地刷动。如不注意漱口刷牙，容易使口腔内细菌繁殖，发生口腔疾病。过去，有不少妇女盲目信奉“老规矩”月子里不能刷牙，结果“坐”一次“月子”毁了一口牙。因此，产妇每次吃过东西后，应当用温开水漱漱口。

3. 产后第3～4天

产妇经过2天的休养，身体进一步恢复，产妇已经忘记分娩带来的不适，把全部的精力都奉献给了宝宝。母爱让产妇忘记了疲劳和疼痛，喂奶、换尿布、抱宝宝，她们都想亲自去做。需要提醒的是不要过于劳累，休息好对产妇来说仍然非常重要。丈夫和家人能代劳的事，产妇要学会放手，让他们提供更多的帮助。产妇要相信丈夫和家人也会像自己一样照顾好宝宝，该睡觉、吃饭、休息时，一定要暂时放下宝宝，安心地休养。子宫进一步收缩变小，子宫底降至脐与耻骨的中间部位，恶露颜色变为褐色，量开始减少，会阴缝合处仍有痛感，如果需要会阴拆线的话，一般在产后4～5天进行，拆线后大小便时切勿用劲过大。产后的头几天会大量出汗，尤其夜间出汗更多，应及时擦干身体，更换干爽的衣服。产后2～5天，乳房会有肿胀现象，为防止乳腺炎的发生，应尽早哺乳，并采用正确方式，要辅助产妇按摩乳房，吸出乳房内剩余的乳汁。

4. 产后第1周

产后第1周，产妇可以做些轻微的家务活，如擦桌子、扫地等，但持续时间不宜过长，更不可干较重的体力活，否则易诱发子宫出血及子宫脱垂。

5. 产后第2周

产后2周为子宫收缩最快速的时候，宫颈内口关闭，产后10～14天，子宫缩入盆腔，从腹部已触摸不到，恶露变成浆液性，仍然仅可以做些轻微的家务活，避免发生子宫脱垂。乳汁分泌趋于正常，但新生儿吃奶量增加，可能会出现乳头疼痛难忍，这是许多妈妈都会经历的过程，一定要坚持，要学会正确的哺乳方法，减少乳头疼痛和皲裂，困难就会过去。宝宝现在基本上是吃饱就睡，睡醒就吃，吃奶及大小便次数多且尚无规律。产妇也要顺应宝宝的时间，尽量多休息。产后第2周，产妇的伤口会基本上愈合。经过第1周的精心调理，产妇胃口会明显好转。这时就可以开始重点调理气血了。苹果、梨、香蕉等水果能减轻便秘又富含铁质，动物内脏也是铁质的优质来源。

6. 产后第3周

产后第3周阴道内的伤口大体痊愈，阴道及会阴部浮肿、松弛基本好转。产后第 3 周的产妇生活已经规律了许多，自己身体的变化及不适也没有前两周那么多，基本上可以做一些简单的家务活了，但不要做一些长时间站立及消耗体力的事情，不要搬抬重物，不要外出购物。请注意不要过于勉强自己活动，还应该是以休息为主。由于宝宝每隔几个小时就要吃奶，所以每天晚上产妇肯定睡不好觉，因此，产妇要养成睡午觉的习惯，以保证睡眠充足，每天保证至少 8 小时的睡眠，可以和宝宝一起睡个午觉，有较好的精神才能去更好地照顾好宝宝，这时产妇能够在家人或月嫂的帮助下照料宝宝，比如给宝宝换尿布、打包被、给宝宝唱歌、讲话、放音乐听等。

需要提醒月嫂和产妇家人们注意的是，在产后的前两周里，产妇的内脏尚未完全恢复，疲劳感也未完全消失。此时，如果吃下太多营养成分高的食物，肠道是无法完全吸收的，反而会造成“虚不受补”的现象。原本吸收能力强，身体肥胖的产妇，如果立刻进补容易造成产后肥胖症；原本瘦弱的产妇会因无法吸收食物养分而发生腹泻，导致更瘦弱。月子期的饮食最重要的是阶段性进补。所谓阶段性进补，就是必须按照产后身体的恢复情况进补：第 1 周主要是代谢、排毒；第 2 周以收缩盆底肌肉及收缩子宫为主；第 3 周开始真正的滋养进补。

7. 产后第 4 周

随着精神及体力的日渐恢复，产妇现在已经可以做日常家务活了，比如做饭、扫地等，带孩子的事几乎可以全部亲自去做，将孩子抱起来转一转、走一走，天气好的时候将孩子带到阳台上呼吸些新鲜空气，接受些阳光，对产妇自己和孩子都是有利的。

另外给孩子一些带有声响的玩具，刺激宝宝的智力发育。但要注意，这些活动都不要过于劳累，适度为宜。产妇的恶露渐渐停止，现在已经可以正常洗澡了，最好每周洗 2～3 次，如产妇身体许可时，可以外出购物，但不要时间过长，也不要提重物或负重，以免引起腰痛及其他不适。

8. 产后第 5～8 周

产妇身体状况如果恢复良好，子宫应该已经恢复到正常大小，子宫内膜恢复，可以进行一些轻微体育活动，可以回单位上班，可以骑自行车、开车等。在此期间产妇应该带宝宝一起去医院进行产后的健康检查及新生儿检查，了解自己产后的恢复情况，及宝宝近一个月来生长发育情况。但产妇还不宜出远门，出门时最好有丈夫陪同。不要带着宝宝出去串门，不要带宝宝到环境较差的公共场所去，防止感染。在此期间月嫂应提醒产妇坚持做产褥体操，促进子宫、腹肌、阴道、盆底肌的恢复。

四、健身运动

产后不少产妇的腹部松弛，乳房丰满，显得肥胖腰粗，必需通过活动和锻炼，帮助产妇健康、安全、快速调理产后体质，恢复产后体形。切不可为恢复苗条的身材而采取控制饮食的方式，一旦出现营养不良，对母婴健康不利。产后的运动应是适当的、循序渐进和动静交替的。

1. 产后可做的运动

（1）腹部运动（产后第 2 天开始）：仰卧，全身放平，手脚均伸直。慢慢吸气扩大胸部，收下腹肌，背部紧贴床面，保持一会儿，然后放松。重复 5～10 次。

作用：可使腹肌弹性增加。

（2）胸部运动（产后第 3 天开始）：两臂左右平伸，然后上举至两掌相遇。保持手臂平直不可弯曲，然后放回原处。重复 10～15 次。

作用：此运动能使肺活量增加，并促使乳房恢复较好的弹性，预防松弛下垂。

（3）颈部运动（产后第 4 天开始）：仰卧，全身放平，手脚伸直，将头部抬起，尽量向前屈，使下颌贴近胸部，再慢慢回原位。重复 5～10 次。

作用：可使颈部和背部肌肉得到舒展。

（4）腿部运动（产后第 5 天开始）：仰卧，双手放平，将右腿尽量抬高至垂直角度，脚尖伸直，膝部不可弯曲，然后慢慢放下，换左腿重复同样动作。最后双腿并拢一起抬高，再慢慢放下。重复 5～10 次。

作用：可促进子宫及腹部肌肉收缩，并使腿部恢复较好的曲线。

（5）臀部运动（产后第 8 天开始）：仰卧，将一腿举起，膝关节屈曲，促使足部贴近臀部，然后伸直全腿放下。左右腿互替同样动作。重复10～15次，每日2遍。

作用：可促进臀部和大腿肌肉恢复较好的弹性与曲线。

（6）收缩阴部运动（产后第10天开始）：仰卧，双手放平，腿弯曲成直角，身体挺起用肩部支持，两膝并拢，两脚分开，同时收缩臀部肌肉。重复数次，每日2遍。也可练习缓慢的蹲下和站起的运动。可以根据自己体力的情况，每天尽量多做几次。

作用：此运动可使阴道肌肉收缩，可以增强盆底肌，预防子宫、膀胱下垂及阴道松弛。

（7）子宫收缩运动（产后第15天开始）：俯卧于地板或床上，双膝分开约30厘米宽。将身体弓起，使胸部及肩部尽量接近地板或床面，腰部挺直。保持1分钟。

作用：此运动可协助子宫恢复至正常位置，预防子宫后位。

（8）腹部肌肉运动（产后第15天开始）：仰卧，双手交结放在脑后，用腰腹力量使身体坐起。连续数次，每日1遍。当呼气时紧缩腹部的肌肉，维持数秒钟后再放松。

作用：可促进子宫及腹部肌肉收缩。剖宫产者6周内不可做此运动。

从产后第5天起，如果感觉良好，产妇还可以做压紧腹部的练习。仰卧在床上，用两个枕头撑住头和两肩，两腿弯曲并少许分开，两臂交叉放在腹部上面，然后在抬起头部和两肩时，呼气并用两手掌轻压腹部的两侧，把腹部的两侧紧压在一起。这种姿势保持数秒钟，然后吸气，放松，重复做3次。产后第2周，可逐渐再增加以下运动。每项运动都要重复多次，但都要以产妇感到舒适为限度。

(9) 向后弯曲运动。坐直，两腿弯曲并稍微分开，两臂在胸前合拢。然后呼气，与此同时你的骨盆稍向前倾斜，并将身体慢慢向后弯，直到你感觉腹部肌肉被拉紧为止。在产妇感到舒适的情况下，尽量将这种姿势保持的长一些。在保持阶段，可以采取正常呼吸方式。然后放松，吸气坐直，准备再进行下一次练习。

(10) 向前弯曲运动。仰卧在平面上，两腿弯曲，两脚少许分开，两手靠放在大腿上。呼气，抬起头及两肩，身体向前伸，使两手尽可能的碰到双膝，如果你的双手开始不能碰到两膝，也不要紧，继续做下去。做完后吸气并放松。

(11) 侧向转后体运动。仰卧在床上，两臂平放在身体两侧，两手掌分别靠拢在两大腿的外侧。头部微微抬起，身体向左侧偏转，左手滑动到达小腿。再仰卧，然后向右侧重复上述动作，左、右两侧各连续2～3次。

作用：锻炼腰部肌肉，减轻腰部不适的症状。

需要注意的是，如果做了剖宫产手术，可以从产后的第2周开始活动，活动程度以不疲劳、活动后舒适为好。

2. 产后保健操

健康的产妇，产后6～8小时即可坐起用餐，24小时后即可下床活动，有感染或难产的产妇，可推迟至产后2～3天以后再下床活动。下床后可以开始做产后保健操。

（1）呼吸运动：仰卧位，两臂伸直放在体侧，深吸气使腹壁下陷内脏牵引向上，然后呼气，目的是运动腹部，活动内脏，促进肠道功能恢复。

（2）举腿运动：仰卧位，两臂伸直平放于体侧，左右腿轮流举高与身体成一直角，目的是加强腹直肌和大腿肌肉力量。

（3）挺腹运动：仰卧位，双膝屈起，双足平放在床上，抬高臀部，使身体重量由肩及双足支持，目的是加强腰臀部肌肉力量。

（4）缩肛运动：仰卧位，两膝分开，再用力向内合拢，同时收缩肛门，然后双膝分开，并放松肛门。目的是锻炼盆底肌肉，促进盆底恢复，预防子宫脱垂及阴道膨出。

第二节　产褥期常见症状及护理

一、发烧

多数产妇产后体温在正常范围内，有些产妇产后24小时内体温稍升高，但不超过38℃，这可能与产程中过度疲劳、产程延长或机体脱水有关，一般经过休息、进食、补充液体等，体温很快恢复正常。产后3～4天因乳房血管、淋巴管极度充盈也可引起发热，称泌乳热，一般持续4～16小时后恢复正常。如持续发烧或伴有其他感染症状时，则考虑产褥感染，应及时就诊。

二、恶露

产后随着子宫蜕膜的脱落，血液、坏死的蜕膜组织经阴道排出体外称为恶露。根据恶露的颜色及性状分为：血性恶露、浆液恶露、白色恶露。

每日观察恶露颜色、数量、气味。恶露增多，红色恶露持续时间较长时，常提示子宫复旧不全，应及早给予子宫收缩剂。恶露有臭味，且子宫有压痛，常提示子宫有感染，应及时给予抗生素治疗。

三、褥汗

产褥早期，皮肤排泄功能旺盛，并且体内有较多液体需要排出，排出大量的汗液，以夜间睡眠和初醒时尤为明显，多于产后1周自行好转。在此期间，要注意勤换衣服，及时擦干汗液，预防着凉。衣着应略宽大，要选择纯棉、透气性好的衣服，腹部可适当用布裹紧，以防腹壁松弛下垂，也有利于子宫复原。衣着要做到厚薄适中，应根据季节变化注意增减。一般在屋子里，不用戴帽子或包裹头部，不宜穿戴过多，尤其夏天，以防中暑。

四、脱发

产后脱发是指妇女在生产之后头发异常脱落。

产后脱发是很常见的，大多数妇女在产后都会发生。

1. 产生原因

（1）体内激素发生变化。妊娠期间，孕妇分泌的雌激素较平时会有大量增加，这种情况下，正常脱发的速度就会变慢，头发也显得浓密、顺滑、有光泽，而且极少有头垢和头屑。分娩之后，体内雌激素开始减少，头发的更新速度会加快，出现脱发。

（2）精神因素。精神因素与头发的关系很密切。不少没有经验的产妇，一时难以应对生活角色的变化，心生焦虑，出现或轻或重的抑郁倾向，导致机体代谢紊乱，从而诱发脱发。再加上来自各方面的精神压力，种种负面情绪和沉重的心理负担会导致毛发脱落。头发脱落又会成为新的精神刺激因素，引起脱发越来越多。

（3）营养不均衡。产妇需要大量营养物质的补充。由于产妇节食、挑食、饮食单调或偏食，造成营养不均衡，加上哺乳期营养的需要量又比平时高，如果再遇上食欲不振、消化不良或者吸收差，导致蛋白质、维生素、无机盐和微量元素缺乏，从而影响头发的正常生长与代谢而致脱发。

（4）对头发护理不当。有些产妇不敢洗头、梳头，使头皮分泌物与灰尘混合覆盖在头皮上，影响头皮血液供应，同时容易引起头皮毛囊感染而引起脱发。

如果产妇在产后1年头发依然严重脱落，甚至裸露头皮，应当就医治疗，以免脱发更加严重。

2. 预防措施

（1）心情舒畅。产妇怀孕期和哺乳期应当心情舒畅，保持乐观情绪。

（2）营养均衡。注意合理饮食，除应注意营养均衡摄取外，还应该多补充一些富含蛋白质的食物，多吃新鲜蔬菜、水果及海产品、豆类、蛋类，避免太腻太辣的食物。

（3）保持头部卫生。注意产后头发的清洁与保养，健康头发的前提就是清洁，在洗发后最好再用一些含水解蛋白、毛鳞素的护发素，以防止头发干涩、分叉，保持头发的光滑柔顺。在涂抹护发素的时候，最好涂抹在头发的中部或尾部，不要大量直接涂抹在头皮上，以免造成毛囊堵塞，引发毛囊发炎。孕期及产后半年内不要烫发。

（4）注意头部保健。可以经常用木梳梳头，或有节奏的按摩，经常洗头刺激头皮，促进头部的血液循环，可减少脱发。月嫂应提醒产妇在洗头发的时候，避免用力去抓扯头发，应用指腹轻轻地按摩头皮，以促进头发的生长以及脑部的血液循环。每天用清洁的木梳梳头100次是很好的按摩方式。

五、疲乏

分娩过程的用力、不适，产后医务人员及亲属的频繁观察，护理新生儿及哺乳导致产妇睡眠不足，使得产妇在产后的最初几天感到疲乏，表现为精神不振，情绪低落，自理能力下降，甚至不愿亲近孩子。家属要给产妇创造安静舒适的空间，尽可能不打扰产妇，让产妇充分休息。同时让产妇尽快适应新生儿生活规律，新生儿睡眠时，产妇也要一起休息。

六、抑郁

妊娠是女性生命发展过程中的重要事情，也是家庭生活的转折点，它带给孕产妇的不仅是生理上的改变，心理也会随着妊娠过程和新生儿的降临发生一系列变化。产妇在产后 2～3 天内发生轻度或中度的情绪反应，主要表现为易哭、易激怒、忧虑、不安，有时喜怒无常，一般 2～3 天后自然消失，有时可持续达 10 天。产后压抑的发生可能与产妇体内的雌激素、孕激素水平的急剧下降，产后心理压力及疲劳等因素有关。此时家人的支持和帮助尤为重要，家人的关心不能仅停留在吃饱穿暖，而是要兼顾产妇的心理需要，帮助产妇顺利度过这段日子。

月嫂要学会与产妇交流沟通，注意观察产妇情绪变化，发现异常及时疏导，将产妇情绪适时适当告知家属，取得家属支持配合。月嫂要了解产妇的生活习惯、喜好与禁忌，关心尊重她们，赢得她们的信任。月嫂可以主动关心产妇并与之交流，争取产妇能够敞开心扉，谈出自己的感受，然后帮助产妇解决具体困难，针对产妇实际情况进行疏导，帮助产妇从好的方面考虑问题。产妇可以听一些轻松的音乐，并适当做一些产后形体恢复操，缓解不良情绪。需要提醒的是，家属特别是丈夫的关心和爱护是非常重要的。

七、宫缩痛

胎盘娩出后，子宫会逐渐地缩小，变为圆而硬的球，医学上称为子宫复旧。产后子宫复旧过程有一定规律，产后1小时，子宫会先下降至肚脐处，大约维持24小时后，每天会下降约一指幅，一般妇女于产后10天以后，可以收缩得很好，此时子宫已进入骨盆腔，无法再经由腹部触摸到。另外，母乳喂养会释放缩宫素，子宫会因此收缩得更快些。

产褥早期因子宫收缩引起下腹部阵发性疼痛称为产后宫缩痛，于产后1～2天出现，持续2～3天后可自然消失，一般不需要特殊处理。宫缩痛多见于经产妇，哺乳时反射性缩宫素分泌增加可加重疼痛，疼痛严重者排除其他疾病引起的疼痛后可服用止痛药对症处理。

八、腰背痛

产褥期内，有部分产妇会出现腰背部肌肉酸痛，表现轻重不一，时间或长或短。主要原因是由于孕期子宫增大、前凸，使重心发生变化，身体需后仰保持平衡，腰背和腿部的肌肉伸张、牵拉；另外，受孕期雌激素的影响，韧带关节松弛，关节稳定性减弱；分娩时过度用力，产后照顾新生儿使肌肉疲劳；个别产妇是因生殖器病变引起，更要引起重视。若没有其他特殊的病变和症状，可采取局部保暖、热敷、按摩等措施来解除肌肉和关节的疲劳；睡眠时采取合适的体位，不宜睡软床；适宜穿低跟软鞋；可以通过产后保健操和肩背按摩的方法来减轻腰背痛。下面，给月嫂介绍几种帮助产妇缓解腰背痛的按摩方法。

1. 颈部按摩

月嫂站在产妇头部旁边，双手放在其脖子下面，手指放在脊椎骨的两边，向内朝颈部重复打圈，然后向上至其头盖骨。如果觉得难以操作，可以用一只手撑起其头部，用另一只手在头的一侧打圈，然后换手，在头的另一侧重复进行。请注意始终保持轻轻的压力。

2. 背部按摩

月嫂把拇指放在产妇背部最上面，距离背椎骨两侧约 2.5 厘米，向下按压肌肉，然后再释放压力。重复该动作至下背部，每次向下移动大约2.5厘米，或者大约在每个背椎骨节处按压 1 次。

3. 肩部按摩

让产妇俯卧，月嫂面对产妇头部，站在产妇肩膀旁边，把一只手放入其肩膀下面，另一只手放在其肩胛上，轻轻地把手向自己身边拉，使产妇身体实际上也在同时移动。这样的结果是，产妇上臂很快就放松下来。最后，月嫂轻轻地将自己的双手向前伸出。

月嫂在给产妇按摩时，应随时与产妇沟通，询问按摩力度是否合适，根据产妇反应和要求，随时调整按摩力度、方法和时间。

九、乳房胀痛

乳房在产后2～3天开始分泌乳汁，如果产后哺乳延迟或没有及时排空乳房，产妇容易出现乳房胀痛，触摸乳房时有坚硬感，并有明显触痛。在乳汁未分泌之前需要做乳房护理，可以清洁乳房，增进产妇的舒适，同时使乳腺管通畅，减轻奶胀，促进乳汁分泌，健美乳房，防止下垂，同时还可以预防宝宝发生肠道感染而引起腹泻。

下面，给月嫂介绍一下帮助产妇预防或减轻乳房胀痛的方法。

1. 清洁乳房

露出右侧胸部，将小毛巾浸上温水，并抹上肥皂，注意温度不能太高，以防烫伤。按顺时针方向擦洗乳部，并自乳头逐渐向根部擦洗整个乳房，注意动作要轻柔。然后再用清洁的湿毛巾将皂液擦洗干净，并用大毛巾拭干乳房。然后用同样方法擦洗对侧乳房。

2. 热敷乳房

准备一盆干净热水，水温50～60℃，可依气温酌情增减，将大毛巾放入水中浸透。露出胸部，用温热大毛巾从乳下6～9厘米覆盖两乳房，保持水温。最好两条毛巾交替使用，每1～2分钟更换一次热毛巾，如此敷8～10分钟即可。注意皮肤的反映，避免烫伤，然后用毛巾擦干并盖上干毛巾。

3. 按摩乳房

露出右侧乳房。将清洁纱布置于乳头上，用以吸收流出的乳汁。将爽身粉或润肤油倒在手上搓匀，双手分置乳房根部，顺时针按摩 1～2 分钟，抖动、拍打乳房。然后，用同样方法按摩对侧乳房。

乳房按摩完毕，将少量甘油倒于右手指尖处，左手拇指与四指分开固定乳晕周围，右手指将乳头往外牵引数次，有利于宝宝哺乳。然后用毛巾将爽身粉拭净。让新生儿频繁哺乳、排空乳房，可减少和避免乳胀。

十、乳头皲裂

乳头皲裂除了由于哺乳姿势、乳头含接不当引起外，还与产妇本身先天皮肤厚薄和韧性不同有关。因此，预防乳头皲裂除注意哺乳姿势、乳头含接正确外，还需要注意以下方面。

1. 保持乳房清洁卫生

防止病菌从裂口进入引起乳腺炎。喂奶前后都要用温水将乳头冲洗干净再擦干。特别是喂奶后，宝宝的口水对乳头的伤口有刺激作用，一定要洗干净。

2. 注意喂奶时间

宝宝刚开始吃的时候吸力最大，喂奶时要先从不太痛的一侧乳房开始喂，以保护皲裂严重的一侧。单次哺乳时间不能太长，控制在 20～30 分钟之内。宝宝吃奶时，不要把乳头往宝宝嘴里硬塞进或拉出，而应该在喂奶时用小手指将乳头从宝宝嘴角轻轻塞进去，喂奶结束后让宝宝嘴巴漏气后再取出乳头。

3. 喂奶后护理

不哺乳时，尽量不要把乳头包裹，特别是不要用防渗乳垫，防止刺激娇弱的乳头。最好是将乳头暴露在空气中，有条件的最好能让太阳直射，以起到干燥杀菌作用。医护人员和月嫂可以向产妇推荐使用乳房保护罩。乳房保护罩能将乳头同胸罩隔绝开，使乳头避免刺激，还有保持通风以及收集多余乳汁的作用。

产妇乳头实在痛得无法喂奶时，月嫂可以把产妇的乳汁挤出来喂给宝宝，让受伤的乳头休息几天，乳头皮肤的自愈能力很强，如果注意以上护理要点，乳房的裂口一般 2～3 天就能长好。很多产妇都经历过这个过程，克服了之后产妇自然能体会到亲自喂养宝宝的无与伦比的成就感和满足感。妈妈给予宝宝的这个财富，是别人无法给予的，母婴关系将更为紧密。

十一、会阴伤口疼痛

分娩时会阴部撕裂伤或侧切缝合后，产后 3 天内可能出现局部水肿、疼痛，应每天用 1∶5000 浓度的高锰酸钾擦洗或冲洗外阴，保持外阴伤口干燥清洁，会阴水肿明显者可用 50％硫酸镁液湿热敷，产后 24 小时后可用红外线照射外阴。会阴有切口缝线者，产妇应尽可能向切口对侧卧位，减少恶露污染切口，应每天检查切口有无红肿、硬结，术后4～5天拆线后症状可自然消失。

十二、排尿困难及便秘

产后尽快尽早小便，顺产产妇应多喝水，尽快排第一次小便，以帮助膀胱功能的恢复。因为在生产过程中，胎头下降会压迫膀胱和尿道，憋尿时间太长，膀胱过度充盈会影响子宫收缩，容易导致产后出血。产后2～3天产妇往往尿量较多，并且容易发生排尿困难，特别是产后第一次小便，容易发生尿潴留及排尿困难。产妇因卧床休息、食物中缺乏纤维素及肠蠕动减弱，常发生便秘，引起腹胀、食欲不振，严重者还会导致脱肛、痔疮、子宫下垂等不良后果。

第三节　产褥期饮食与营养

一、饮食原则

产妇经过怀孕、生产的洗礼，已经气虚体弱，月子里加强营养是必需的。但这并不意味着要猛吃鸡鸭鱼肉和各种保健品，荤素兼备、合理搭配才是最科学的月子饮食。搭配合理的月子饮食对产妇和婴儿来说都极为重要。

少食多餐。生完孩子后的一段时间内，产妇的肠道吸收能力下降，月子饮食除了正餐以外，可以适当地增加2～3次的辅助餐，少食多餐是帮助消化的最好选择。另外，乳汁的分泌需要大量水分，可以给产妇多喝些汤水。

荤素搭配。有许多产妇为了尽早恢复身材，过于偏食素菜，这会导致营养不良，如果一个产妇每天不能摄入足够的蛋白质，会对自己及新生儿产生不利的影响。而荤素搭配不仅有利于蛋白质吸收，也可起到调节肠胃功能的作用，减少产妇便秘、乳汁不足等困扰。

软硬适宜。很多产妇“坐月子”期间会出现牙齿松动的现象，所以月子饮食要尽量软一点儿，汤汤水水是最好的选择，不但营养还容易消化。月子餐最好以煮、炖、炒等保持新鲜的烹饪手法为主，这样既能保证食物营养，也可以有效保护牙齿，促进吸收。

母乳喂养的宝宝，所需营养全都来源于妈妈的乳汁。产妇的月子饮食又和乳汁分泌有着直接的关系，提升奶水的质量就和宝宝的健康息息相关了。

补血。产妇产后失血较多，需要补充铁质以制造血液中的红细胞。瘦肉、动物的肝脏以及菠菜含铁元素较多，多吃可有助于补血。

补钙。钙是助长骨骼、生长牙齿的重要原料，月嫂在烹饪月子餐时要多些牛奶、豆腐、鸡蛋、鱼虾，可增加乳汁中的钙含量，从而有利于宝宝骨骼、牙齿的发育。

补充维生素。足够的B族维生素能使乳汁分泌充足。产妇月子饮食要适当添加一些粗粮、水果、蔬菜，此外，质地良好的红茶是B族维生素和维生素C的丰富来源，每日可酌量饮用。

防便秘。从产后第2周起，每餐都应吃些新鲜蔬菜，特别是红色蔬菜如：红萝卜、苋菜等，第3周可以加水果，以防止产妇因产后肠蠕动减缓、纤维素摄入不足而引起便秘。

助消化。产后2周内身体内脏尚未复原，为了不加重胃和肠道的负担，月子餐中应该适当添加一些帮助消化的食物。山楂酸甜可口，食后能增进食欲，帮助消化，而且能兴奋子宫，可促使子宫收缩和加快恶露的排出。

少刺激。葱、生姜、大蒜、辣椒等辛辣大热的食物是月子饮食的大忌。吃了这些食物，不仅容易引起便秘、痔疮等，还可能通过乳汁影响宝宝的肠胃功能。一般而言，产妇除了不能吃油腻、寒凉及辛辣刺激性等食物以外，对于其他的食物是没什么禁忌的，比如粥、面条、新鲜果蔬、汤品等都可以食用，不仅能够补气养血，还能给产妇提供充足的奶水。另外，红糖是我国产妇吃得最多的食物之一，它可以有效地帮助恶露的排出。但是，红糖水也不宜喝的时间太长，以产后7～10天为宜。

总之，科学的月子饮食应该是多样化，营养均衡全面，做到精粗搭配，荤素搭配。对于产妇来说，“坐月子”饮食讲究的是“合理”二字，吃得多不如吃得精。

二、鼓励吃的食物

“坐月子”期间，哺喂母乳的产妇除了自身营养外，还要兼顾宝宝的营养与健康。只有摄取充足且高质量的蛋白质，产妇才能为宝宝提供优质母乳。月嫂应建议产妇多吃以下食物。

1. 牛奶、鸡蛋

鸡肉、鸭肉、鱼肉、动物肝脏、鸡蛋、牛奶、猪肉、牛肉、羊肉等都含有丰富的蛋白质。鸡蛋和牛奶中的蛋白质氨基酸比例最适宜，含有的脂肪也非常容易被人体吸收。

2. 大豆

大豆中含有丰富的植物性蛋白质、钙和 A 族维生素、B 族维生素等，如果每天吃两餐含有大豆的食品，如豆腐、豆浆等，对乳房健康很有帮助。

3. 坚果

坚果类食物，如杏仁、花生、核桃、芝麻等，在富含高品质蛋白的同时还含有大量的抗氧化剂维生素 E，摄入丰富的维生素 E 可以帮助产妇的乳房组织更富弹性，同时维生素 E 有很强的抗氧化作用，对增强身体免疫力很有帮助。

4. 纤维素丰富的食物

蔬菜中的纤维素不仅可以帮助产妇促进食欲，防止产后便秘的发生，还能吸收肠道中的有害物质，促进毒素排出。另外，蔬菜中大量的维生素对于产妇的精神恢复，避免抑郁也大有好处。

5. 黄豆芽

黄豆芽中含有大量蛋白质、维生素 C、纤维素等营养物质，能帮助产妇修复生宝宝时受损的组织；增加血管壁的弹性和韧性，防止产生出血；能通肠润便，促进消化。

6. 莲藕、胡萝卜

莲藕中含有大量的淀粉、维生素和矿物质，营养丰富，清淡爽口。产妇多吃莲藕，不仅能清除体内瘀血，增进食欲，帮助消化，还能促使乳汁分泌，有助于对宝宝的喂养。

7. 食用菌类

银耳、黑木耳、香菇、猴头菇等食用菌类，含有丰富的纤维素、天然的生物反应调节剂，可以帮助产妇重建身体免疫系统。多吃食用菌还有助于产妇的乳房健康。

三、饮食禁忌

月嫂在日常照料工作中，还应提醒产妇注意以下饮食和生活禁忌。

1. 忌生冷

产妇由于分娩时消耗大量体力，分娩后体内激素水平大大下降，新生儿和胎盘的娩出，都使得产妇代谢功能降低，体质大多从内热到虚寒转变。因此，中医主张产后宜温，过于生冷的食物不宜多吃。特别是夏天，冰激凌、冰水等冷饮最好不要食用，从冰箱里拿出来的水果和蔬菜最好在室温下彻底复温和温热后再吃。

2. 忌辛辣

辛辣食物可助内热，使产妇虚火上升，引起口舌生疮、大便秘结或痔疮等症状。同时，可能通过乳汁使婴儿内热加重，引起宝宝上火。因此，产妇饮食宜清淡，尤其在产后5～7天内，不要吃过于油腻和辛辣的食物，例如大蒜、辣椒、胡椒、茴香、酒、韭菜等辛辣温燥食物和调味香料尽可能少吃。

3. 忌咖啡因

咖啡会使人体的中枢神经兴奋。1杯150毫升的咖啡，其中含有大量的咖啡因，虽无证据表明它对婴儿有害，但对哺乳的妈妈来说，应有所节制地饮用或停饮。同样，茶叶也具有兴奋中枢神经的作用，最好减少饮用。

4. 忌大补

每个人的体质不同，对营养的需求也不完全相同。中医认为，产前宜清，产后宜补，适当地补充人体所缺的营养或是中药是有利于身体健康的，而不适当或过量的补充反而有害身体。一般产妇分娩后，为了补充营养和让奶汁分泌充足，都特别重视产后的滋补，常是天天不离鸡，餐餐有鱼肉。其实这样不仅浪费钱财，还会引起很多麻烦。因为滋补过量可引起肥胖，肥胖会使体内糖和脂肪代谢失调而引起各种疾病。如果产妇营养太丰富，必然使奶汁的脂肪含量增多，若婴儿胃肠能吸收，也容易造成肥胖，如果婴儿胃肠消化功能较差，不能充分吸收，则会出现腹泻，如果是长期慢性腹泻，就会造成营养不良。

黄芪、党参、当归、西洋参等补血补气的中药煲入汤中也是可以的，但最好等恶露排出后，或恶露颜色不再是鲜红色后再吃，否则可能引起活血，增加产后出血，俗称补伤。桂圆中含有抑制子宫收缩的物质，不利于产后子宫的收缩恢复，不利于产后瘀血的排出，最好不吃或少吃。

5. 忌寒性水果

一些寒性的水果，如西瓜、梨等不宜多食，对于某些脾胃虚弱者，可能引起拉肚子。

6. 忌烟草

如果哺乳妈妈在喂奶期间仍吸烟的话，尼古丁会很快出现在乳汁当中被宝宝吸收。研究显示，尼古丁对宝宝的呼吸道有不良影响，同时影响宝宝神经系统发育，所以哺乳妈妈一定要戒烟。同时，家人也应戒烟，至少不能在哺乳妈妈身边吸烟，以避免吸入“二手烟”。

7. 忌药物

对哺乳妈妈来说，虽然大部分药物在一般剂量下，都不会让宝宝受到影响，但仍建议哺乳妈妈在服药前，要主动告诉医生自己正在哺乳的情况，以便医生开出适合服用的药物，并选择持续时间较短的药物，使通过乳汁的药量最少。另外，产妇应该在喂了宝宝母乳后再服药，使下次哺乳时乳汁内药的浓度达到最低，这样宝宝才会更加安全。

四、月子食谱

孕期、产褥期是女人一生中最重要的两个时期，这两个时期的营养十分重要。月嫂要学会按需配餐，针对不同的体质、体重、饮食习惯制定个性化的饮食方案。根据产前、产后不同时间段、分娩方式、哺乳方式定做月子食谱，使产妇在调理休养阶段得到充分的营养，同时又避免营养过剩及营养缺乏，从而带来真正健康合理、营养均衡的月子饮食，给产妇最精心、最专业的照顾。下面，给月嫂们介绍几种营养月子餐，以便学习参考。

1. 大枣粟米粥

食谱原料：大枣 10 枚，粟米 100 克，清水适量。

制作方法：拿 10 枚左右大枣，清洗干净之后去核，粟米淘洗干净。将粟米和大枣置于锅中，加入适量清水，先用大火将水煮沸，再用小火将粥煮至黏稠即可。

营养与功效：大枣粟米粥具有补脾胃、益气血的作用。对产后体虚、贫血的产妇有很好的调养效果，还能有效帮助产妇产后瘦身、养颜。

2. 杏仁大米酪

食谱原料：杏仁、大米、黑芝麻、白糖。

制作方法：取适量黑芝麻（按个人口味决定多少，一般 30 克）、杏仁 15 克、大米 90 克分别用清水浸泡半天，注意 2 小时换一次清水。泡好后，将黑芝麻、大米捞出；把杏仁捞出去皮尖，然后混合在一起，碾成糊状。然后加入少量清水，烧开后加入白糖 30 克，等白糖溶化后，把磨好的糊慢慢倒入，搅拌均匀，熟后即可供食用。注意熬的时候一定要不断地搅拌，以免粘锅。

营养与功效：杏仁富含蛋白质、脂肪、糖类、胡萝卜素、维生素B族、维生素C、维生素P以及钙、磷、铁等营养成分。大米含有丰富的脂肪油，有降低胆固醇的作用，因此，大米对防治产后静脉血栓有良好的作用。这款粥所含的成分对“坐月子”的产妇来说极为有利，特别是剖宫产的产妇，除了补血、预防便秘以外，还能促进伤口恢复。

3. 黑芝麻粥

食谱原料：黑芝麻25克、大米适量。

制作方法：将黑芝麻捻碎、大米洗净、加水适量煮成粥。每日2～3次，或经常用于中间加餐食用。

营养及功效：具有补肝肾，润肠通便、利尿等功效，适于产后体弱、便秘者食用。

4. 枣泥包子

食谱原料：面粉，红枣，鲜酵母，白糖、香油各适量。

制作方法：取500克左右面粉、10克左右鲜酵母用清水和成面团，盖上湿布之后发酵。取300克红枣洗净，然后蒸熟取出，去掉枣核，再入锅煮烂；取出之后放碗中捣成泥，然后倒入炒锅内，加入白糖，拌炒至糖溶化，加入香油拌匀，倒出晾晾，即成枣泥馅儿。待面团发好后，擀成圆皮，包入枣泥馅儿，入笼蒸熟即可。

营养与功效：红枣具有补脾和胃、补血调经的功效。这款“坐月子”早餐食谱非常适合剖宫产产妇“坐月子”期间食用，不过要等到排气之后才能吃。

5. 紫米薏仁粥

食谱原料：紫米、薏米、糙米，冰糖

制作方法：分别取紫米100克、薏米100克、糙米50克洗净；用冷水浸泡2个小时，捞出，沥干。锅中加入约2000毫升冷水，将薏仁、紫米、糙米全部放入。先用大火煮沸后，转文火煮45分钟左右，等米粒充分熟透后（米粒煮烂即可），加入20克左右的冰糖调味即可。

营养与功效：紫米富含蛋白质、碳水化合物、B族维生素、钙、铁、钾、镁等营养元素，常吃可以开胃益中、健脾暖肝、明目活血、滑涩补精，能有效缓解产后体虚和血虚等症状，对头皮血液循环也有很好的改善作用，能有效预防产后脱发。薏米富含维生素E，产后常吃可以帮助消除粉刺、色斑，改进肤色，是产后美容食物。糙米有促进血液循环，提升人体免疫力的功效，能有效解除懊丧焦躁的情绪，对预防产后抑郁症有极佳的效果。

6. 虾米粥

食谱原料：虾米30克，粳米100克。

制作方法：粳米加水煮粥，粥煮至半熟时，加入洗净的虾米，米汤稠时即可食用。

营养与功效：营养丰富，含有蛋白质、脂肪、钙、磷、铁等多种营养素，中医认为，本粥可以补肾壮阳，益精通乳，乳汁分泌不足者宜经常食用。

7. 猪蹄黄豆汤

食谱原料：猪蹄 1 只，黄豆 60 克，黄花菜 30 克。

制作方法：猪蹄 1 只洗净剁成碎块，与黄豆 60 克，黄花菜 30 克共煮烂，入油、盐等调味，分数次吃完。

营养与功效：猪蹄黄豆汤是常用的催乳方，它适用于乳汁化生不足，产后乳汁稀少，无乳胀，乳房柔软者，此汤含有丰富的优质蛋白质、脂肪、钙、磷、铁、锌等矿物质和多种维生素，服用猪蹄汤要分次，汤多肉少，否则汤中的高蛋白与高脂肪可能会引起胃口不佳，导致补而不进。

8. 猪蹄炖丝瓜豆腐

食谱原料：豆腐、丝瓜各 200 克，香菇 50 克，猪前蹄 1 只（约 1000 克），盐 10 克，姜丝、葱段各 5 克，味精 3 克。

制作方法：猪蹄去净毛，清水洗净，用刀划口；把豆腐放入盐水中浸泡 10～15 分钟，用清水洗净，切成小块；将丝瓜削去外皮，清水洗净，切成薄片；把香菇先切去老蒂，清水浸软后洗净。将猪蹄置于锅中，加水约 2500 克，于炉火上煎煮，煮至肉烂时，放入香菇、豆腐及丝瓜，并加入盐、姜丝、葱段、味精，再煮几分钟后即可离火，分数次食之。

营养与功效：猪蹄有补血通乳、生肌的作用。

丝瓜具有清热利肠、凉血解毒、能通经络、行血脉、下乳汁的作用。豆腐具有益气和中、生津润燥、清热解毒的作用，可治疗妇女乳汁不通等症。

9. 猪蹄花生仁

食谱原料：猪蹄 2 只，花生 200 克，盐、葱、姜、黄酒若干。

制作方法：猪蹄洗净，用刀划口，放入锅中，加入花生 200 克，盐、葱、姜、黄酒适量加入，加清水用大火烧沸后，再用文火熬至烂熟。

营养与功效：对阴虚少乳者有效。

10. 田七红枣炖鸡

食谱原料：鲜鸡肉 200 克（去鸡皮），田七 5 克，红枣 4 粒，姜 1 片，盐少许。

制作方法：红枣用清水浸软，洗净去核；田七切薄片，用水略冲洗；鸡肉焯水后洗净，沥干水分待用；把所有材料放入一个小型炖盅内，注入适量开水至八成满，以大火炖约 2 小时，加入调味料，取出，即可趁热饮用。

营养与功效：田七具有良好的止血功效、显著的造血功能。而红枣是补气养血的佳品，对产后体虚的人也有良好的滋补作用，对于产妇产后流血不止有辅助治疗作用。

11. 木瓜炖鱼头

食谱原料：姜丝，鱼头，青木瓜，红枣，枸杞，龙眼干。

制作方法：下油，爆姜丝，然后让鱼头过下

油，这样可以去掉鱼的腥味。接着，把过了油的鱼头放进砂锅里面，再加上之前准备好的木瓜，红枣，龙眼干，枸杞。然后，猛火煮沸，再加点儿料酒，能使鱼的味道挥发出来。盖上锅盖，转为慢火，炖上1个小时。

营养与功效：木瓜果肉厚实细致、香气浓郁、汁水丰多、甜美可口、营养丰富，有“百益水果”“水果之皇”“万寿瓜”之雅称，木瓜特有的木瓜酶对乳腺发育很有助益，催奶效果显著，乳汁缺乏的产妇食用能增加乳汁。

12. 丝瓜鲫鱼汤

食谱原料：鲫鱼500克，丝瓜250克，食用油75克，大葱15克，姜8克，盐8克，味精2克，料酒25克，胡椒粉1克。

制作方法：鱼去鳞、鳃，剖腹去内脏，洗净，沥水，放在案板上，用刀把鱼的两面各切成双“十”字花刀；丝瓜去皮，洗净，切成长6厘米的段，再一破为二，分切成条；将锅架在火上，放入食用油烧至七八成热时将鲫鱼放入，略煎两面，待鱼稍稍上色即可烹入料酒，加盖略焖；随即加入姜片、葱段和适量鲜汤，盖上锅盖，烧开后改用小火余煮5～7分钟，鱼肉成熟后将鱼盛在汤碗内；锅内下入丝瓜条，回到旺火上烧开后再烧3～4分钟，见汤呈乳白色、丝瓜已酥时拣去姜片、葱段，加盐和味精，调好口味，再烧一会儿，即可出锅倒在汤碗中鱼体上，撒上胡椒粉，即能食用。

营养与功效：具有益气健脾、清热解毒、通调乳汁之功。

13. 归芪鲫鱼汤

食谱原料：鲫鱼 1 尾（半斤），当归 10 克，黄芪 15 克。

制作方法：将鲫鱼洗净，去内脏和鱼鳞，与当归、黄芪同煮至熟即可。饮汤食鱼，每日服一剂。

营养与功效：鲫鱼汤味美，营养丰富，可补阴血，通血脉，消积滞，通络下乳。加当归、黄芪益气养血，常用于产后气血不足，食欲不振，乳汁量少，是民间常用的催乳方法。

14. 冬瓜鲫鱼汤

食谱原料：鲫鱼 1～2 尾，冬瓜，葱，姜，盐少许。

制作方法：将鲫鱼洗净，去内脏和鱼鳞，将葱姜改刀、冬瓜切小片；鱼下冷水锅，大火烧开，加葱姜，后改小火慢炖；当汤汁颜色呈奶白色时下入冬瓜，并调味，稍煮即可。

营养与功效：鲫鱼汤是补气血、通乳汁的传统食疗方法，也可以鲤鱼、鲢鱼替代。冬瓜具有利尿作用，同样利于乳汁分泌。需要注意的是喝汤不能过咸，不然会使体内潴留水分。也不可只饮鲜汤而不食鱼肉，要知道，鱼肉中的蛋白质是乳汁分泌所必需的营养。

以上介绍了十几种月子餐的做法，这对丰富产妇的饮食营养很有意义。由于每个产妇的身体情况不同、饮食习惯不同，对饮食要求也会千差万别。月嫂要多与产妇沟通，根据她们的饮食习惯和喜好安排饮食。这就需要月嫂多学习餐饮制作技艺，只有这样才能更好地满足产妇的需求，才能更好地胜任本职工作。

第三章　新生儿的生理特点及护理

第一节　新生儿基本知识

一、新生儿概念

出生后自脐带结扎到生后满 28 天期间的宝宝，叫新生儿。

凡胎龄在 37～42 周之间出生的称为足月新生儿；胎龄小于 37 周出生的为早产儿；超过 42 周出生的为过期产儿。

二、新生儿生理特点

1. 一般特点

生后大声啼哭，但不一定有眼泪。双眼紧闭很少睁开。有多种无意识的动作，吸吮能力强，充满活力。

2. 外观特点

正常足月儿体重在约 2500～3000 克，身长大约 47～50 厘米，哭声响亮，肌肉有一定张力，四肢屈曲，活动自如，皮肤红润，胎毛少，全身皮肤覆盖胎脂，皮下脂肪较丰满，颅骨骨质硬，耳郭发育良好，乳晕清楚，乳头突起，乳房可触到结节，整个足底有较深的足纹，指、趾甲长至或超过指、趾端，外生殖器官能分出男、女，男婴睾丸下降至阴囊，女婴大阴唇覆盖小阴唇。

3. 体温

由于新生儿中枢神经系统发育尚不完全，体温调节功能差，皮下脂肪较薄，体表面积相对较大，容易散热；其产热主要依靠棕色脂肪的代谢。新生儿的环境温度要适宜，室温过高时足月儿能通过皮肤蒸发和出汗散热，如果体内水分不足，血液浓缩而发热称“脱水热”；室温过低时则可引起硬肿症，体温易受外界环境影响而波动。

4. 体重

出生后 2～4 天因摄入量少且排出水分较多，故新生儿体重反较出生时有所下降，但下降比重一般不超过 10%，以后逐渐回升，1 周后可达到出生时水平。如下降过多，则应引起重视，分析原因。

5. 呼吸

胎儿在宫内不需要肺的呼吸，但有微弱的呼吸运动。胎儿肺内充满液体，出生时经产道挤压，1/3肺内液由口鼻排出，其余由肺间质毛细血管和淋巴管吸收。分娩后新生儿在第 1 次吸气后紧接着啼哭，肺泡张开，其呼吸较浅而快，一般 40～60 次/分钟，出生后 2 天降至 20～40 次/分钟，常以腹式呼吸为主。

6. 心率

新生儿心率为 120～140 次/分钟，波动较大，以后逐渐减慢至 120 次/分钟。

7. 消化

肠道面积相对较长，吸收面积较大，故能适应大量流质食物的吸收。新生儿胃呈水平位，贲门括约肌弱而幽门括约肌较紧张，胃容量小，故容易发生溢奶。新生儿肠壁较薄，通透性高，有利于吸收母乳中免疫球蛋白，也易使肠腔内毒素及消化不全产物通过肠壁而进入血循环，引起中毒症状。

胎粪呈墨绿色，由肠黏膜脱落上皮细胞、羊水及消化液组成。12 小时内排出墨绿色黏稠胎便，2～3 天后过渡为黄色软便，若 24 小时后仍不排便，应追查原因。

8. 血液系统

由于胎儿期处于相对缺氧状态，故足月儿出生时血液中红细胞数和血红蛋白量较高，血红蛋白中胎儿血红蛋白（HbF）约占 70%，后渐被成人血红蛋白（HbA）替代。由于胎儿血红蛋白对氧有较强亲和力，不易将氧释放到组织，所以新生儿缺氧时紫绀不明显。足月儿刚出生时白细胞数较高，第 3 天开始下降。足月儿血容量为 50～100 毫升/千克。

9. 泌尿

出生后即能排尿，尿液清亮，每日 7～10 次。若 24 小时后仍未排尿，应追查原因。新生儿尿稀释功能尚可，浓缩功能较差，因此排出同样量的溶质需比成人多 2～3 倍的水。新生儿需适当多进水，他的排磷功能较差，因此牛奶喂养儿易导致低钙血症。

10. 神经系统

足月儿出生时已具有原始的神经反射，如觅食反射、吸吮反射、握持反射、拥抱反射和交叉伸腿反射等。听觉、嗅觉较弱，有对光反应，触觉和温度觉灵敏，痛觉较迟钝。大脑发育尚不完全，故有不协调或不自主动作出现，如手足易颤动，嘴唇有时打战，睡眠时扭动身体，皮肤通红，吭吭出声等。

11. 免疫

新生儿因从母体内获得某些抗体和免疫球蛋白，故出生 6 个月内对风疹、麻疹、猩红热和白喉等有被动免疫力，不会患这些病。但缺乏免疫球蛋白合成能力，所以对其他感染的防御力差，新生儿易患呼吸道、消化道感染，病后容易扩散，使病情加重。人乳的初乳中含较高分泌型免疫球蛋白 IgA，可提高新生儿抵抗力，应提倡母乳喂养。

12. 睡眠

新生儿期每昼夜平均睡眠 20 小时，除吃奶、换尿布外，几乎都在睡眠中。如果新生儿经常啼哭不安，则应查找原因。

作为妈妈和亲人在护理新生儿时必须了解新生儿的这些生理特点，进行科学、恰当的呵护，以免造成种种不良后果。月嫂要多学习新生儿知识，只有这样才能及时发现婴儿存在的问题，做到早发现、早预防、早治疗、早恢复、早健康。

第二节　新生儿喂养

一、母乳喂养

1. 母乳喂养对婴儿的好处

(1) 有益于生长。母乳是婴儿必须的和理想的食品，其所含的各种营养物质最适合婴儿的消化吸收，且具有最高的生物利用率。6 个月后添加辅食婴儿将继续生长良好。

(2) 有益于免疫力提高。母乳含有丰富的抗感染物质，因此能保证婴儿少得疾病。婴儿发生腹泻、呼吸道及皮肤感染概率小，且能预防过敏。

(3) 有益于牙齿的发育与保护。吸吮肌肉运动有助于面部正常发育，且可预防由奶瓶喂养引起的龋齿。

(4) 有益于婴儿大脑发育。母乳中含有婴儿大脑发育所必需的氨基酸。此外，哺乳过程中，母亲声音、心音、气味和肌肤的接触能刺激婴儿的大脑，促进婴儿早期智力开发。

(5) 有益于建立良好的社会心理。婴儿频繁地与母亲皮肤接触，受照料，有利于促进心理与社会适应性的发育。最近有研究证明母乳喂养与高智商相关。

(6) 其他好处。母乳喂养可以减少坏死性结肠炎的危险，减少婴儿猝死综合征发生，与降低婴儿糖尿病及儿童淋巴腺癌的发生率可能有关。

2. 母乳喂养对母亲的好处

(1) 提高母亲的敏感性，并实现从孕期状态向非孕期状态的成功过渡。

(2) 促进子宫复旧，减少产后出血的发生。

(3) 推迟月经复潮时间，母亲体内的蛋白质、铁和其他所需的营养物质，能通过产后闭经得以储蓄，有利于产后的康复，可有效避孕，延长生育间隔。

(4) 减少妈妈将来发生乳腺癌和卵巢癌的危险。

3. 母乳喂养指导

(1) 喂奶准备。在母乳喂养前，先给新生儿换清洁尿布，避免在哺乳时或哺乳后给新生儿换尿布。若翻动刚吃过奶的新生儿容易造成溢奶。

准备好热水和毛巾，请产妇洗手。用温热毛巾为产妇清洁乳房。乳房过胀应先挤掉少许乳汁，待乳晕发软时开始哺喂，方便新生儿含接乳头。

(2) 喂奶姿势。协助产妇选择恰当姿势。首先应选择好自己和产妇的舒适姿势，避免协助哺乳时肌肉过度疲劳，出现背痛或其他不适。主要有三种喂哺姿势：产妇侧卧位，月嫂侧坐于床边，此种情况适用于分娩后不久的产妇；产妇坐在床边，月嫂由侧面协助哺乳；产妇坐在椅子上，背部紧靠椅背，两腿自然下垂达到地面。哺乳一侧脚可踩在小凳上，哺乳侧怀抱新生儿的胳膊下垫一个专用喂奶枕或家用软枕，这种体位可使产妇哺乳方便而且感到舒适。

托抱新生儿方法及含接乳头方法。指导产妇用前臂、手掌及手指托住新生儿，使新生儿头部与身体保持一直线，新生儿身体转向并贴近产妇，面向乳房，鼻尖对准乳头，同时指导产妇另一手成“C”字形托起乳房，或采用食指与中指成“剪刀状”夹住乳房（奶水喷流过急时采用）。哺乳时用乳头刺激新生儿口唇，待新生儿张大嘴时迅速将全部乳头及大部分乳晕送进新生儿口中。按上述含接乳头的方法可以大大减少乳头皲裂的可能性。

哺乳后退出乳头。退奶时用一手按压新生儿下颌，退出乳头，再挤出一滴奶涂在乳头周围，并晾干。此法可以使乳汁在乳头形成保护膜，预防乳头皲裂的发生。如已有乳头皲裂发生了，此种方法可以促成皲裂的愈合。

(3) 喂后指导。哺乳后拍嗝。哺乳后将新生儿竖抱，用空心掌轻轻拍打后背，使新生儿打嗝后再让其躺下安睡。如未能拍出嗝，则可多抱一段时间，放在床上时让其右侧卧位，以避免呛奶。

(4) 注意事项。产妇应洗手和清洁乳头，如果乳头扁平要牵拉乳头，乳头凹陷、乳头皲裂可使用乳头保护器。

两侧乳房交替进行哺乳。让婴儿吸空一侧乳房后，再吸吮另一侧乳房，每侧喂哺 10～20 分钟，两侧交替喂哺。每一侧乳房分泌的全部乳汁称为全奶，按照不同的成分可分为前奶与后奶，前奶是在每次哺乳时最先产生的奶，也就是前两三分钟出来的奶，含水量大，可以为婴儿提供丰富的水分、蛋白质、乳糖、维生素、无机盐，还有具有抗癌能力的免疫球蛋白。后奶含有较多的脂肪，看起来颜色比前奶白，它可以为婴儿提供大量的热量，有助于各方面的成长。因此，只有轮流从不同侧乳房哺乳，才能让婴儿均衡地吃到前奶和后奶，使婴儿得到全面营养保证，也可以使两侧乳房都有排空的机会，避免因过多喂哺某一侧而造成乳房不对称。

哺乳时间以 20～30 分钟为宜，时间过短，婴儿吃不饱；时间过长，妈妈辛苦，宝宝摄入的脂肪过多，可引起小儿腹泻。如果母乳已吸空而宝宝仍含着乳头，会吸入空气，容易吐奶。

如果每次哺乳婴儿不能完全吸空乳房，则应用吸奶器将其吸净，避免乳汁淤积，否则易引起细菌感染而致急性乳腺炎。

注意夜间哺乳，因为夜间泌乳素的产生是白天的 50 倍，晚上只喂奶，不要哄逗宝宝，以帮助婴儿区分白天黑夜。

哺乳结束时，不要把乳头硬拉出来，这样只会弄伤妈妈的乳头，要让婴儿离开乳房，可以轻轻地但是坚定地挤压其下颌，或者轻轻地将小指滑入其嘴角，即可让婴儿松口。

不要让新生儿口含乳头睡觉，以防乳头皲裂，甚至因为乳房堵住新生儿鼻孔而发生新生儿窒息。母亲夜间喂奶时最好能坐起，以免因为喂哺方法不当，造成宝宝吐奶或窒息。

哺乳后，要为婴儿正确地拍嗝。

4. 乳房护理

（1）乳头内陷。乳头形态因人而异，有的母亲乳头扁平或内陷，会增加初期哺乳的困难。婴儿因一时含不住乳头，吸吮不到乳汁而大声哭闹、手足乱蹬，母亲见状会着急。实际上乳头对于哺乳并不重要，它的作用是引导孩子将乳晕全吸入口腔。所以乳头内陷的母亲喂奶时可先用手指轻轻按摩一下乳头，使其凸出一点儿。最有效的办法是先用手将胀满的乳房中的乳汁挤掉一些，使得乳晕区变得比较柔软，再用拇指和食指将乳晕区压成扁平形态，使乳晕和乳头形成“奶头”，这样，婴儿就容易吸住了。

（2）乳头皲裂（裂口）。开始喂奶的头几天，母亲会觉得乳头有些刺激，持续几秒后就会消失，这是正常现象。但如果感觉乳头疼痛始终不退，逐渐加重，说明乳头上可能有裂口，乳头是人体敏感的部位，一旦出现裂口，会感觉异常疼痛，有的母亲因耐受不了疼痛而放弃母乳喂养。预防乳头裂口的方法有：不要在婴儿特别饥饿时喂养；注意正确的喂哺姿势；经常按摩乳房，刺激喷奶反射；喂哺时，一定要把大部分乳晕塞到婴儿口中；每次哺乳之后将乳头晾干后挤几滴奶均匀地涂在乳头上，可起到保护乳头的作用；在乳头上面不能使用肥皂；哺乳完毕后切勿从婴儿口里强拉出乳头，可用手指轻压婴儿下巴，阻止婴儿吸奶后再轻轻退出乳头；母亲应穿宽松的棉制品内衣并戴胸罩，当胸罩潮湿时，应及时更换。

5. 判断奶量

母亲奶量充足时，乳房胀满，婴儿吃奶有力，每次哺乳均能听到几次到几十次的咽奶声；哺乳后，婴儿能安静入睡或玩耍；婴儿每天大便 2～3 次，呈金黄色，稠粥样；婴儿体重逐渐增加，发育情况良好。反之，如果母亲乳房不能胀满，乳汁稀薄，每次哺乳已超过 30 分钟而婴儿仍频繁吸吮，或无其他原因婴儿不能安睡，经常啼哭，婴儿体重不增加或增加不明显，大便量少等，都表明了母乳不足。

6. 哺乳后新生儿观察及处理

（1）观察孩子是否吃饱。母亲可以从以下几方面进行观察：如果孩子尚未吃饱，则不到下次吃奶时间就哭闹。在哺乳后用奶头触动孩子口角时，如果孩子追寻奶头索食，吃时又更快更多，说明母亲奶量不足。由于饥饿，可造成婴儿肠蠕动加快，大便次数增多，且便质不正常。长时间能量不足，可能影响孩子发育，出现体重不增加的状况。

（2）防止溢奶。新生儿经常发生溢奶，这是由于下食管、胃底肌发育差，胃容量较少，呈水平位，容易出现溢奶。要防止溢奶，应于喂奶后将孩子竖直抱起，轻轻拍背部，使孩子打个嗝，把吃奶吸进胃里的空气排出来，防止溢奶。假如溢奶不严重，婴儿体重增加，又未发现其他不良现象，就不必紧张，随着胃容量的逐渐增大，在出生后 3～4 个月会自行停止。

（3）拍嗝。拍嗝的益处是将孩子吸入的空气排出来。新生儿哺乳后不应立即放置床上，因为孩子可能会因在吃奶时或吃奶前的啼哭而使胃内吸入空气，容易吐奶，拍嗝后可以减少孩子的不舒服。拍嗝方法：将小毛巾或纱布铺平在肩上，以免婴儿溢奶时沾到衣服上，抱直婴儿，一只手托住婴儿的臀部，另一只手托起婴儿的头颈部，使婴儿的头趴在肩上、下颌靠着肩膀，然后由托头的手掌呈空心状由下往上轻轻拍婴儿的背部，或是手掌摊平轻抚背部，直到婴儿打嗝排气为止。

一般拍嗝时间以 5～10 分钟为宜，若无气体排出，可为婴儿换个姿势，继续拍 5 分钟（具体情况因人而异），拍完后将婴儿放在床上，以右侧卧位为宜。

7. 不能母乳喂养的情况

（1）新生儿方面造成的原因。如果新生儿有代谢性疾病，如苯丙酮尿症、半乳糖血症等，严重唇腭裂，吃母乳困难者，都不能进行母乳喂养。

（2）母亲方面造成的原因。母亲如果患有严重的心脏病或心功能不全，患有肾脏疾病、肝脏疾病、精神病、癫痫病、肺结核、恶性肿瘤等均为不宜母乳喂养。因为哺乳会增加母亲的负担，导致病情恶化。

母亲哺乳期间有病毒感染的，为了宝宝的身体安全和健康也不宜喂养母乳。如巨细胞病毒急性感染期、人类T－淋巴细胞病毒感染、艾滋病病毒阳性、乙型病毒性肝炎患者HBeAg和HBsAg阳性、结核菌感染、梅毒血清阳性等，均不宜喂养母乳，以免将这些病毒细菌传播给无辜的宝宝。

总之，母乳喂养有利于婴儿的身心健康，有利于增加母婴之间的感情，也有利于产妇的身体健康。一些产妇认为母乳喂养会影响形体特别是乳房的优美，而不愿意采取母乳喂养的方式，这种观点是错误的。其实，对产妇来说最天然的产后减肥方式就是母乳喂养。作为月嫂一定要把道理给产妇讲清楚。

二、人工喂养

1. 喂养指导

（1）喂养准备。清洁双手，取出已经消毒好的备用奶瓶，选择适合新生儿食用的奶粉，一定要认真阅读奶粉的冲调说明，严格按照注明的比例、出生后时间、婴儿体重进行冲调。奶粉过浓会加重宝宝肾脏负担，并可能引起宝宝便秘、消化不良、失水等；奶粉过稀则会导致营养不足，影响宝宝的体格发育。用奶粉专用的计量勺取适量奶粉（用刀刮平，不要压实勺内奶粉）放入奶瓶中摇匀。将配好的奶滴几滴到手腕内侧，感觉不烫或不太凉便可以给新生儿食用。

（2）喂养方法。给新生儿喂奶，以坐姿为宜，肌肉放松，让新生儿头部靠着产妇的肘弯处，背部靠着前手臂处，呈半坐姿态。喂奶时，先用奶嘴轻触新生儿嘴唇，刺激新生儿吸吮反射，然后将奶嘴小心放入新生儿口中，注意使奶瓶保持一定倾斜度，奶瓶里的奶始终充满奶嘴，防止新生儿吸入空气。断奶时，产妇只要轻轻地将小指滑入其嘴角，即可拔出奶嘴，中断吸奶的动作。

（3）喂养后操作。哺乳后拍嗝。哺乳后将新生儿竖抱，用空心掌轻轻拍打后背，使新生儿打嗝后再让其躺下安睡。如未能拍出嗝，则可多抱一段时间，放在床上时让其右侧卧位，以避免呛奶。

喂完奶后，马上将瓶中剩余牛奶倒出，将奶瓶、奶嘴分开清洁干净，放入水中煮沸 25 分钟左右（或选用消毒锅消毒奶瓶），取出备用。

2. 注意事项

提前检查好牛奶的流速。如果需要几秒钟的时间奶嘴孔才能滴一滴，说明孔过小；如果牛奶呈线状流出不止，说明孔过大，一般以 1 滴/秒为宜。一般来说，新生儿以 S 号奶嘴为主。有时把奶瓶的盖子略微松开，让空气能够进入瓶内，以补充吸出奶后的空间，如果不这样做，在瓶内便会形成负压，使奶嘴变成扁形，使孩子吸吮非常费力。避免配方奶温度过热烫伤新生儿，或因奶嘴滴速过快，新生儿来不及咽下而发生呛奶。避免奶瓶、奶嘴等用具消毒不洁而造成新生儿口腔、肠胃感染。选择正规厂家生产的适合新生儿食用的奶粉，严格按照奶粉外包装上建议的比例用量冲调奶粉。

3. 相关知识

新生儿食量因生长阶段不同而渐渐增加，新生儿1～2周时一般每次吃奶60～90毫升，3～4周时每次吃奶100毫升，以后再酌量增加，新生儿存在个体差异，食量各不相同，一日总量按照150～200毫升/公斤体重大致计算，每餐吃奶量大致平均分配，注意掌握总量。

两次喂奶中间，适当给新生儿补充水分（多选择白开水），水量以不超过奶量为宜。喂奶时，产妇尽可能多与新生儿目光交流，说说话，培养母婴感情。若喂配方奶时间长，奶水渐凉，中途应加热至所需温度，再继续喂养。

由于新生儿体质存在个体差异，有些新生儿喂配方奶的时候，偶尔会出现过敏现象，所以应根据新生儿的不同情况调整不同的配方奶。如果确认新生儿对牛奶过敏，就应选择其他代乳品。

如果只是因为妈妈还没有下奶而在产后前几天使用配方奶的话，切记尽可能不用奶瓶喂新生儿，要用小勺子喂，防止宝宝因为过于依赖奶嘴而在母乳喂养的时候发生困难。在调奶过程中，如果使用凉开水加开水的方式调节水温，记得先放凉水再放热水，然后轻摇，这样才不会干扰对奶瓶温度的判断。调奶的水，建议月嫂每天用壶烧开水，一部分灌暖瓶，一部分晾凉，因为有的饮水机无法将水烧开，80℃就停止加热了，有的饮水机的水源不太合格，而且要是中途更换水源的话，还有可能引起宝宝的一些不适反应，比如大便次数增加等，所以用自来水在灶台上烧开，再晾凉是最好的选择，夏天特别热的时候，也可以用这种凉白开给宝宝补充水分。另外宝宝的奶量因人而异，不必刻意按照书上的量进行喂养，要根据宝宝的生长情况及时调整。

三、混合喂养

混合喂养是指母乳量不足，需添加其他乳品或代乳品的喂养方式。混合喂养虽不如母乳喂养好，但比完全人工喂养好得多。可于每次喂母乳后加喂一定量牛羊乳。也可以在 1 日内有数次完全喂牛羊乳代替母乳，但母乳次数不应少于 3 次/日，以防母乳量继续减少。

混合喂养时一般应先哺母乳，将乳房吸空后，再给宝宝补充配方奶。这样每次按时哺乳，有利于刺激乳汁的再分泌，原则是让宝宝吃饱为宜。开始需观察几天，以便掌握每次喂哺的奶量及宝宝有无消化异常现象，以无腹泻、吐奶情况为好。

第三节　新生儿日常护理

新生儿日常护理包括测体温、穿衣盖被、剪指甲、睡眠观察、脐部护理、臀部护理、沐浴、抚触、黄疸观察等。日常护理对宝宝的健康成长十分重要，月嫂要帮助产妇和其亲属共同做好这项工作。

一、睡眠

睡姿影响呼吸，且新生儿头颅比较软，良好的睡姿有利于头颅的发育。建议有个舒适、厚度为1～2厘米的小枕头，中间稍微下陷，两头微微翘起。

最好的睡姿是仰卧或侧卧，以避免压迫胸肺部，建议在喂养后多采取侧睡，以免溢奶或呛咳造成窒息。在采取仰卧位时，应当经常变换体位。足月儿因活动力较强，出生头几天可以适当采取俯卧，以利呼吸道分泌物流出，防止呕吐物倒流入气管，但俯卧必须拿去枕头，头侧向一面，此时要有家长在一旁监护，防止新生儿呼吸道被阻塞发生窒息。

新生儿的睡眠到觉醒有一定规律，大致可分为6种意识状态：安静睡眠、活动睡眠、瞌睡、安静觉醒、活动觉醒、哭。有时新生儿在睡眠的时候会手足突然抖动或者一惊，这不是抽搐，是正常睡眠现象。有时也会吭吭几声，动动身体，这不是什么问题，不过是睡累了换个姿势，也是正常的睡眠现象。新生儿通常每天要睡18～20个小时，但未满月的宝宝不宜长时间睡眠，家长应该每隔2～3个小时弄醒一次，以方便喂养。不要让新生儿养成抱着才能睡的坏习惯，这样会给今后的看护增加难度。哄新生儿时，不宜抱着摇晃，以免损伤大脑。

二、洗澡

1. 准备

时间选择：喂奶后1小时左右。

室温调节：室温保持在24～26℃之间，如果达不到，应先开空调或用其他取暖设备将房间加热。

洗澡物品准备：澡盆、浴液、小毛巾、干净内衣、尿布、包被、爽身粉、酒精、消毒棉签等。

水温：38～40℃最适宜，可用水温计测量或用手背及肘内侧测试水温（感到不烫为适宜）。

2. 洗澡

洗头。先脱去衣服并用浴巾包好新生儿，然后将新生儿的双腿夹在腋下，用手臂托其背部，手掌托住头颈部，面部朝上，拇指和中指分别堵住新生儿的两耳；另一手将新生儿的头发蘸湿，取适量沐浴液于掌心并在洗澡水内过一下，然后给新生儿洗发，轻揉片刻，将泡沫洗净。

洗身体。洗完头后，撤去包裹浴巾，用前臂垫于新生儿颈后部，拇指握住新生儿肩部，其余四指插在腋下，另一手托住臀部，先将新生儿双脚或双腿轻轻放入水中，再逐渐让水慢慢浸没臀部和腹部，呈半坐位，若浴盆内放置浴网，可直接将新生儿放在浴网上。另一手撩水，先洗颈部和躯干，再洗四肢。洗完前身后反转新生儿，使其趴在父母或月嫂的前臂上，由上到下洗背部、肛门、腘窝皮肤皱褶处。

洗完后，双手托住头颈部和臀部将新生儿抱出浴盆，放在干浴巾上迅速吸干身上水分，切勿用力擦拭，防止擦伤宝宝皮肤。用消毒棉签处理脐部，保持脐部干燥清洁（详见脐部护理）。在双手上涂抹润肤油，开始为新生儿做抚触（详见新生儿抚触）。

3. 注意事项

可根据气候和家庭条件来选择两次洗澡间隔的时间，春、秋或寒冷的冬天，由于环境温度较低，如家庭有条件使室温保持在 24～26℃，亦可每天洗一次澡，如不能保证室温，则可每周洗 1～2 次澡或常用温水擦洗颈部、腋下、腹股沟等皮肤皱褶处，并在每次大小便后，用温水擦洗臀部及会阴部，以保证新生儿舒适、干净。冬天洗澡或擦洗时动作要轻快、以防新生儿因受冻而生病。炎热的夏天，由于环境温度较高，可给新生儿每天洗 1～2 次澡。

避免洗澡时室温太低，导致新生儿受凉。洗澡时间不宜过长，10 分钟左右为宜。洗澡时，父母应保持微笑，并和新生儿说话，增加感情交流。同时，要注意观察新生儿是否有异常情况发生，早发现问题，及时处理。

三、测体温

新生儿期应该注意监测体温，每日不少于 2 次，以后可改为每天至少测量一次体温，可选择在沐浴前，婴儿洗澡后体温会因洗澡水温变化而有轻微的升高或降低，尽量避免在婴儿洗澡后量体温。一般可简单选择测量腋温或耳温，必要时测肛温，这样数值比较准确。测量前不进食热的食物，婴儿在刚刚进食比较热的食物后，体温会有短暂的升高，如果这时测量体温会有一定的偏差。

测量时，先将体温计水银柱甩到35℃以下，然后把体温表表头放在新生儿腋下，用手轻轻压住新生儿上臂使其将表夹紧，测量时间为5分钟。取出后读表：旋转表身见到水银柱，再看刻度，读出刻度数。正常新生儿体温在36～37.5℃之间。但测量的部位不同，其体温高低也各有标准。正常情况下腋温较口腔温低0.3～0.5℃，肛温比口腔温高0.5℃。如以口腔温度为准，口腔温高于37.5℃就是发烧，37.5～38℃是低烧，38～39℃是中度发烧，39～41℃是高烧，41℃以上为超高烧。

婴幼儿在剧烈活动后体温偏高，会影响测量结果，所以不宜在活动后量体温。下午宝宝有正常的体温偏高现象，如测出的读数不正常，只要没有超过37.5℃，就不必太过紧张。

测量完要用冷水清洗体温计，用75％酒精消毒，擦干后插入表套中存放。切忌用热水冲洗，以免损坏。

四、测体重

新生儿体重变化是反映其生长发育、营养状况的重要标志。正常新生儿出生时平均体重为3000克，正常范围为2500～4000克。一般说，宝宝体重的增长随着年龄的长大而增加，年龄越小，体重增加越快。但是有一个特殊的时期，新生儿出生后2～3天，由于胎粪的排出、胎脂的吸收及丧失水分较多，加上初生孩子吸吮能力弱、吃奶少，可能出现暂时性的体重下降，甚至比出生时的体重还低，临床上称“生理性体重下降”。到出生第3～4天，体重减轻可达出生体重的6%～9%。如：出生时体重3700克，到第3～4天可能减轻222～333克，此后，随着孩子吃奶量的增多，机体对外界环境的适应性逐步调整，体重会逐渐增加，恢复到出生时体重。若生后体重下降超过出生体重的10%，或出生后第10天仍未回升到出生时水平，那就不是正常的“生理性体重下降”了，应该查找原因。从实践来看，喂养不当、奶量不足、宝宝生病等，均可能导致宝宝体重非正常下降。宝宝的父母一定要高度重视。

五、测身长

测量新生儿身长可以了解新生儿出生时发育状况。身长变化是反映宝宝生长发育速度的重要指标。

新生儿出生时的平均身长为50厘米，男、女婴有0.2～0.5厘米的差别。正常新生儿之间，身长也略有差异，但差异很小，与遗传因素、宫内营养状况有一定关系。超出或低于这个平均数的10%以内均属正常。男婴出生后28天时的身长平均为56.5厘米，女婴身长平均为55.6厘米。第一年大约增长25厘米，其身高约为出生时的1.5倍。

每次测量时要脱去宝宝的鞋、帽、袜子。测量最好安排在上午，午后可能会因疲劳而使脊柱受压，测试的数据要比上午低，不够准确。

身长测量最好是用标准的测量床或携带式量板测量。新生儿测量身长时，仰卧于测量床底中线上，头接触头板，两耳处在同一水平线上。测量时，测量者位于宝宝右侧左手握住两膝，使两下肢互相接触并贴紧底板，右手移动足板，使其接触两侧足跟。如没有测量床或量板，可用两块较硬的物品（如硬纸壳、书之类的物品）放在宝宝头和足下当头板和足板，量法与量板量法一样。记长度时可用软皮尺，从头板内测量至足板内侧，即为宝宝的身长。

六、剪指甲

新生儿两拳经常呈握持状，指甲过长容易相互损伤指尖而发炎，而且经常抓破自己的脸或其他部位的皮肤，所以，发现宝宝指甲过长就应修剪。

与成人相比，婴儿的指甲长得更快，几乎每隔1星期左右就需要修剪一次。修剪指甲时要注意以下几点：给新生儿剪指甲应使用婴儿专用的指甲刀，选在新生儿睡眠时或比较安静的时候来剪，由于婴儿的指甲很软或比较深，剪时千万注意不要剪伤宝宝的手指。新生儿的指甲一般不宜剪得太短，以免引起甲沟炎，在剪的时候应尽量使指甲圆滑，不应留有尖，以免新生儿抓伤自己脸部。应经常给宝宝洗手，洗完后要将小手擦净，以防婴儿吸吮手指头吃入细菌。

七、穿衣盖被

新生儿皮肤娇嫩，在衣服的选择上需要特别注意。夏季的衣服都是贴身穿的衣服，要柔软、凉爽、透气、吸汗，又能保护皮肤，因此最好是选棉质、丝绸布料的衣服。婴幼儿生长发育较快，服装宜大不宜小。衣服小，会使婴幼儿不舒服，影响孩子的生长发育。另外，选择松紧带的衣服时，松紧带不要太紧，因为松紧带会压迫胸部和腹部，导致孩子胸廓变形。总的来说，衣服要选择方便脱换、式样简单的，不要给新生儿穿分身的衣服，因为在抱新生儿时，分身衣服容易露出肚子，以免新生儿着凉或擦伤脐带部位。做工讲究的宝宝衣服，一般会将标签缝在衣服外面，而且针线也特别小，线头在外，避免刺激宝宝的皮肤。

给宝宝买新衣服后，在给宝宝穿之前，要先仔细检查，用剪刀剪去多余的线头等，以免摩擦宝宝皮肤。还要检查衣物的拉链，接缝等处缝制是否平整，以免磨伤宝宝皮肤。夏季，小孩出汗多，身体和衣服上充满汗渍。因此，宝宝衣物、被单和枕巾要勤洗勤换，只要被汗渍弄脏了，就应该换掉，避免因此而患皮炎等皮肤性疾病。另外，很多宝宝容易流口水，因此也要多注意勤换衣服。

怎样才能知道宝宝穿的是否合适呢？有两个简单的方法，一是摸鼻尖，二是摸四肢。只要鼻尖和四肢摸上去不凉，就表明穿着合适。

新生儿期是个特殊时期，室温应该保持在22～26℃之间，过冷或过热对新生儿都不利。新生儿在穿衣盖被方面应注意适度，新生儿出生前应准备好一床大棉被，两床小棉被。棉花最好用新的，既柔软又暖和。小棉被不宜太厚，可用作包被。盖被子（或包裹）不要太紧太严，要宽松、适当。包被也可做成斗篷式，只要把下面带子解开就可换尿布，既省事又不会使孩子着凉。总之，新生儿体温调节中枢发育不完善，护理新生儿一定要细心、耐心，穿盖一定要适度。

八、脐带护理

脐带未脱落之前。脐带被切断后便形成了创面，这是细菌侵入新生儿体内的一个重要门户，轻者可造成脐炎，重者往往导致败血症甚至死亡，所以脐带的消毒护理十分重要。在脐带未脱落以前，每天清洁小肚脐处，刚出生的小宝宝，脐窝里经常有分泌物，分泌物干燥后，会使脐窝和脐带的根部发生粘连，不容易清洁，脐窝里可能会出现脓液，所以，要彻底清洁小脐窝。方法是：每天用医用棉签蘸上75％的酒精，一只手轻轻提起脐带的结扎线，另一只手用酒精棉签仔细在脐窝和脐带根部细细擦拭，使脐带不再与脐窝粘连。随后，再用新的酒精棉签从脐窝中心向外转圈擦拭。清洁后别忘记把提过的结扎线也用酒精消消毒。特别是尿布不要盖到脐部，以免排尿后湿到脐部创面。要避免衣服和纸尿裤对宝宝脐部的刺激。可以将尿布前面的上端往下翻一些，以减少纸尿裤对脐带残端的摩擦。需保持局部清洁干燥，脐带一旦被水或被尿液浸湿，要马上用干棉球或干净柔软的纱布擦干，然后用酒精棉签消毒。脐带脱落之前，不能让宝宝泡在浴盆里洗澡。可以先洗上半身，擦干后再洗下半身。

一般情况下，宝宝的脐带会慢慢变黑、变硬，1～2周脱落。如果宝宝的脐带2周后仍未脱落，要仔细观察脐带的情况，只要没有感染迹象，如果没有红肿或化脓，没有大量液体从脐窝中渗出，就不用担心。另外，可以用酒精给宝宝擦拭脐窝，使脐带残端保持干燥，加速脐带残端脱落和肚脐愈合。

脐带脱落之后。脐带脱落后脐窝内常常会渗出清亮的或淡黄色黏稠的液体。此时可用75%酒精棉擦净卷清脐窝，然后盖上消毒纱布。以前曾经有人主张局部涂1%的甲紫（紫药水），因甲紫有杀菌、收敛作用，但由于甲紫的穿透力弱，有时表皮已有痂皮形成而底下却窝藏着脓液，故现在多数主张采用蘸了75%酒精的棉签消毒。如果脐窝有脓性分泌或有恶臭味，其周围皮肤有红、肿、热现象，且宝宝出现厌食、呕吐、发热或体温上升等现象，提示脐部可能出现了感染，应立即去医院诊治。

新生儿脐疝的预防。脐疝是儿童常见病，由于婴儿脐带脱落后，脐孔两边的腹直肌尚未合拢，一旦腹腔内压力增高，腹膜便向外突出，肚脐处会有一个向外突出的圆形肿块，容易造成疝。疝小如黄豆大小，大的可像核桃，当小儿平卧，安静时，肿块消失，而在直立、哭闹、咳嗽、排便时肿块又突出。用手指压迫突出部，肿块很容易回复到腹腔内，有时还可以听到“咕噜噜”的声音，如果把手指伸入脐孔，可以很清楚地摸到脐疝的边缘。脐疝的内容物是肠管的一部分。随着年龄的增长，疝环口也会逐渐缩小，一般在2岁以内可自然闭合，因此只要没有腹痛、呕吐（肠子被环口夹住）或局部感染，一般不需特殊处理。如果脐疝较大，为了加快其愈合，可取一条宽约4～5厘米的松紧带，在其中心处用布压迫使肠子不再突出，松紧带两头用可调节长短的扣子固定，压力应保持在既能保证肠子不再突出，而又不影响呼吸和吃奶为准，使用后每2～3小时检查一次。

九、抱宝宝的方法

1. 抱起宝宝的方法

宝宝出生后，头部、颈腰部都很软，抱宝宝时一定要轻柔，防止宝宝颈部、腰部等部位过度弯曲或过度仰伸。宝宝在出生8周以前尚不能控制头或肌肉，所以当搬动宝宝或要把宝宝从一个位置放到另一个位置时，一定要注意不能使他的头耷拉下来，四肢垂着。如果宝宝仰卧或侧卧在床上，先把一只手轻轻放在宝宝的头、颈下方，并托住背部，另一只手从宝宝的身体上方越过，托住宝宝的臀部及下背部，轻轻地、慢慢地抱起宝宝，这样，宝宝的身体有依靠，头不会往后倒。如果宝宝处于俯卧位，抱起时，先将一只手轻轻放在宝宝的胸部下面使前臂支撑住他的下巴，再将另一只手放在他的臀下。慢慢抬高宝宝，使宝宝的脸转向抱宝宝者，并靠近身体；支撑头部的手向前滑动，直至宝宝的头舒适地躺在肘弯上；另一只手则放在宝宝的臀下及腿部。这样使宝宝感觉在摇篮里一样，感到安全。

2. 常用的抱姿

环抱法。将宝宝的头部直接托起，放入肘窝处，一只手掌托住宝宝的外侧臀部，另一只手掌越过宝宝身体上方，托起宝宝臀部内侧，将宝宝抱牢，这是最常用的抱法。

坐抱法。妈妈或月嫂坐着，背部有依靠，用一只手掌拇指与四指分开托住宝宝的头部，另一只手掌托起宝宝的小腿部，将宝宝的臀部放在双腿上，使宝宝与妈妈或家人面对面，上部身体与妈妈或家人的腿部成一定角度，但不要太直立。

夹抱法。这种抱法用于给宝宝洗头或其他护理时。将宝宝身体夹在腋下，手臂托其背部，手掌拇指与四指分开托住头颈部，另一只手为宝宝洗头或做其他护理。

直抱法。用于吃奶后给宝宝拍嗝，排除胃内的气体。抱直宝宝，一只手托住宝宝的臀部，另一只手托起宝宝的头颈部，使宝宝的头趴在肩上，下颌靠着肩膀，然后由托头的手呈空心状由下往上轻轻拍宝宝的背部。

3. 放下宝宝的方法

把一只手置于宝宝头颈部下方，然后另一只手抓住其臀部，慢慢地、轻轻地放下宝宝，手一直扶住宝宝的身体，直到其身体完全落到床褥上为止。

手从宝宝的臀部轻轻抽出，用这只手稍稍抬高宝宝的头部，使另一只手能从头部轻轻抽出，并轻轻放低宝宝的头，动作要轻柔，且不能太快抽出手臂。

十、屁屁护理

宝宝的皮肤非常幼嫩，特别是屁股，护理不当非常容易长尿布疹，月嫂和家人一定要细心护理才行。给宝宝擦屁股要轻轻地，不可太用力。如果擦屁股用力太大，会破坏皮肤的角质层。男宝宝和女宝宝身体各有特点，在清洗的时候也要注意采用不同的方法。

1. 男宝宝屁股清洁护理

打开尿布，用纸巾擦去粪便。把医用棉球或棉纱用温水或者清洁露浸湿后，用来擦洗宝宝屁股。开始时先擦肚子，直到脐部，擦洗的时候要避免宝宝着凉。

清洁大腿根部及阴茎部的皮肤褶皱，由里往外顺着擦拭。当你清洁睾丸下面时，用手指轻轻将睾丸往上托住。

清洁婴儿睾丸各处，包括阴茎下面，因为那里有尿渍或大便。如果必要的话，可以用手指轻轻拿着宝宝的阴茎，注意不要拉扯阴茎皮肤。不要把包皮往上推去清洁包皮下面，只是清洁阴茎本身。在男宝宝半岁前都不必刻意清洗包皮，因为男宝宝大约 4 岁包皮才和阴茎完全长在一起，过早地翻动柔嫩的包皮会伤害宝宝的生殖器。

举起宝宝双腿，清洁其肛门及屁股，一只手放在宝宝两踝中间。大腿根背面也要清洗，清洗完毕即除去尿布。

擦净自己的手，然后用纸巾抹干宝宝的尿布区，并在肛门、臀部上广泛擦上防疹膏。

2. 女宝宝屁股清洁护理

用纸巾擦去粪便，然后用温水或洁肤露浸湿医用棉球或棉纱，擦洗宝宝小肚子各处，直至脐部，擦洗的时候要避免宝宝着凉。

用一块干净棉纱或柔软的小毛巾擦洗宝宝的大腿根部所有皮肤褶皱里面，由上向下、由内向外擦。

举起宝宝的双腿，并把你的一只手指置于她双踝之间。接下来清洁其外阴，注意要由前往后擦洗，防止肛门内的细菌进入阴道。

清洁宝宝的肛门，然后是屁股及大腿，向里洗至肛门处。用干净的棉纱或棉布擦干宝宝的尿布区，在外阴四周、肛门、臀部等处擦上防疹膏。

如果气温适宜，无论是女宝宝还是男宝宝，都可以直接用温水清洗阴部。这样既快捷又清洗得干净彻底。

十一、尿布的选择和使用

1. 选择尿布

宝宝从出生到能够大小便自理，尿布一直陪伴着宝宝，几乎就是他的第二层肌肤。尿布是新生儿和婴儿必备的日常用品，选择、使用、清洗等各个细节都不可忽视。应选用柔软、吸水性强、耐洗的棉织品，旧布更好，如旧棉布、床单、衣服都是很好的备选材料。也可用新棉布制作，经充分揉搓后再用，新生宝宝尿布的颜色以白、浅黄、浅粉为宜，便于看清宝宝大小便的颜色和性状，忌用深色，尤其是蓝、青、紫色，以防染料引起宝宝皮肤过敏以及刺激宝宝皮肤。尿布不宜太厚或过长，以免长时间夹在腿间造成下肢变形，也容易引起污染。尿布在宝宝出生前就要准备好，使用前要清洗消毒，在阳光下晒干。

尿布的种类就材质而言，可分为布尿布与纸尿布。在所有的婴儿尿布中，棉尿布的历史最悠久。纯棉特有的舒适、透气性是棉尿布的一大优点。棉尿布价格较低，而且可以重复使用。布尿布的吸收度与密合度较好，不易引起皮肤过敏或尿布疹，但是需要频繁更换、清洗而且携带不方便。

随着科技的发展，生活水平的提高，市场上的纸尿裤品种也越来越多。纸尿布的优点是方便携带、不必清洗，成为很多年轻父母的首选，但纸尿布不能完全替代布尿布，选用纸尿裤一定要选择透气性好的，有过敏肤质的宝宝必须勤更换，且选择符合宝宝身材大小合适号的纸尿裤。

2. 更换尿布

一个宝宝 1 昼夜需 20 块左右的尿布，平常要关注宝宝，及时给宝宝换尿布。给宝宝喂奶前后都应检查尿布湿了没有，妈妈用手指从宝宝大腿根部伸入摸摸就知道了。

在给宝宝换尿布前，先要在宝宝下身铺一块大的换尿布垫，防止在换尿布期间宝宝突然撒尿或拉屎，把床单弄脏，并一手将宝宝屁股轻轻托起，一手撤出尿湿的尿布。把尿布外罩打开，如男孩则把尿布多叠几层放在会阴前面，若女孩可在屁股下面多叠几层尿布，以增加特殊部位的吸湿性。把尿布前片折到宝宝肚子上，尿布的长度不要超过肚脐，再折上尿布兜粘好粘扣。穿戴完毕后，要检查调整腰部的粘扣是否合身，松紧以妈妈的两个手指能放进去为宜。再检查大腿根部尿布是否露出，松紧是否合适，太松会造成尿液侧漏。需要提醒的是，在给宝宝扎尿布时不宜过紧或过松，过紧不仅有碍宝宝活动，也影响宝宝的呼吸，过松粪便会外溢污染周围。

尿布的垫法非常重要。应尽量使婴儿双腿呈自然的姿势，在裹法上不要影响髋关节和膝盖的自由活动。尿布只要垫在大腿部就可以了。三角尿布虽然会使婴儿接近于自然的姿势，但如果太紧的话，也会影响腿的自然运动。

新生儿一般在刚吃完奶或刚喝完水后，会尿的比较频繁，刚睡醒时也比较爱尿尿，这时要多加注意，及时换尿布。准备几个小薄棉垫，垫在新生儿身体下面以防将床褥尿湿不好洗晒。白天有人时最好给宝宝用透气性好的布尿布，晚上睡觉后可以用纸尿裤，避免频繁更换尿布吵醒宝宝，也可以让妈妈得到足够休息。新生儿用纸尿裤可稍大（太大也容易漏尿），否则容易勒伤宝宝皮肤，随着宝宝体重增长，要注意及时更换尿裤号码。

3. 清洗尿布

宝宝尿布的清洗和消毒非常重要，尿布处理不当，尿布上残留的污物和气味可能会损伤宝宝的皮肤引起感染，如果尿布上仅有尿液，可用温水浸泡后再用清水洗 2～3 遍即可。如果有大便可将尿布上的粪便清除后放入清水中，用中性肥皂揉搓洗净后再用清水漂洗干净，所有尿布洗净后，再用开水烫一烫，拧干后，太阳下晒干。如果遇到天气不好，不能晾晒时，可用熨斗熨干。棉质尿布洗过几次就会变硬，扔了可惜，如果将洗干净的棉尿布放入清水中，加入 3～4 大勺醋浸泡 7～8 分钟，然后再用清水漂洗一次，尿布就会变得非常柔软，而且没有醋的味道，同时醋还有杀菌的作用，可以让尿布更清爽舒适。

4. 自制尿布

一些老年人喜欢给小宝宝自制尿布，这是我们的优良传统。尿布应在宝宝出生前准备好，用前清洗消毒，在阳光下晒干备用。

自制尿布最重要的是选择适合的材料。一般老人建议使用旧床单、旧衣裳给宝宝做尿布，但要注意消毒和吸水性这两个问题。因为旧布柔软又能吸水，最合适做尿布，使用尿布之前一定要使之柔软，可以采用用力揉搓的办法。用久的旧棉布虽然摸起来不是很硬，但放在显微镜下观察就会看到表面有很多细小的毛刺，长期使用会摩擦宝宝娇嫩的小屁股，有引发尿布疹的可能。而且，洗涤多次的旧棉布吸水性相对减弱。如果家庭条件允许，最好不要用太旧的棉布给孩子做尿布。半旧的浅色棉质内衣材质很软，吸水性也好，是自制尿布材料的较好选择，洗涤起来方便，并且容易晾晒干。可以用2～3层棉布做好一块尿布，每块大小为40厘米×20厘米。大小和厚薄要适宜，不可太大太厚，也不可太小太薄，如果太厚太大，会妨碍婴儿的活动。如果太小太薄，尿液便会溢出、渗出，其边缘也会擦伤皮肤。

第四节　新生儿抚触

一、抚触概念

新生儿抚触，也叫新生儿触摸，是一种通过触摸新生儿的皮肤和机体，刺激皮肤感受器上传到中枢神经系统，促进新生儿身心健康发育的科学育婴新方法。新生儿抚触是时下流行的一种科学育婴新方法，是通过抚触者的双手对婴儿的皮肤进行有次序的、有手法技巧的科学抚摸，让大量温和的良好的刺激通过皮肤传到中枢神经系统，以产生积极的生理效应，可以刺激宝宝感觉器官的发育，增进宝宝的成长和神经系统反应，增加免疫力，还可以增加宝宝对外界环境的认知。在父母对宝宝的抚触过程中，增加交流，还能加深亲子之间的浓厚感情。

根据研究结果显示，新生儿经过触摸后，食欲增加，增进食物的吸收和利用，体重平均增加 10% 左右，并且可以降低患先天性贫血的概率，可以促进新生儿感官和神经发育，而且越早触摸越好。对于 1 岁以上的幼儿，父母就可进行触摸游戏和肢体活动，通过这些活动可以培养幼儿协调能力及运动乐趣，还可以加深亲子间感情。

在人类感觉器官中，最早发展的是触觉。婴幼儿通过触摸获得情绪上的满足。恰当的触摸可以让婴幼儿感觉到安稳、舒适、温馨和喜悦，更可以感受到父母的疼爱和关怀。所以，适当地给予孩子温柔的抚摸，不但可以刺激宝宝感觉器官的发育，也可以增进宝宝的生理成长和神经系统反应，更可以增加宝宝对外界环境的认知。系统的抚触，有利于婴儿的生长发育，减少婴儿哭闹，增加睡眠，促进婴儿健康成长，同时能增进父母与宝宝之间的感情交流，促进宝宝心理健康地成长。

二、抚触方法

1. 准备

新生儿抚触前，房间内要温暖且安静，室温控制在 28～30℃之间，播放一些柔和音乐；备好适量的润肤油、润肤露、爽身粉以及干净的衣服；抚触的时间宜安排在婴儿沐浴之后，睡觉前，两次喂奶之间，婴儿不饥饿，不疲倦，不烦躁且清醒时进行。抚触时抚触者双手要干净、温暖、没有长指甲，且心情放松，充满爱意。

2. 抚触

抚触时顺序应为：前额→下颌→头部→胸部→腹部→上肢→下肢→背部→臀部。

前额：双手的大拇指放在新生儿双眉中心，其余的四指放在新生儿头的两侧，拇指从眉心向太阳穴的方向进行按摩。

下颌：双手的拇指放在新生儿下颌正中央，其余四指置于新生儿脸颊的双侧，双手拇指向外上方按摩至双耳下方。

头部：双手食、中、无名指指腹从前额发际抚向脑后，最后停在耳后。

胸部：双手放在新生儿胸前左右肋部，右手滑向左上侧，按摩至新生儿左肩部，此后换左手按摩至右肩部。

腹部：右手放在新生儿腹部右下方，沿顺时针方向作圆弧形滑动，左手紧跟右手从右下腹部做弧形按摩。

上肢：双手握住新生儿一只胳膊，沿上臂向手腕的方向边挤压边按摩，再滑到手掌、手指，做完一只手臂，换另一只手臂。

下肢：双手握住新生儿的一条腿，使腿抬起，沿大腿根部向下滑动到脚踝，边挤压边按摩，再做脚掌、脚趾，做完一条腿，换另一条腿。

背部：双手平行放在新生儿背部，沿脊柱两侧，用双手向外侧滑触，从上至下依次进行。

骶部：右手手指放在背后新生儿骶部，呈螺旋形按摩。

臀部：双手掌放在背后新生儿臀部两侧，做弧形滑动。

抚触后，给宝宝穿好衣服，更换尿布。

3. 注意事项

房间温度以 28℃左右为宜，保持安静，光线自然，做抚触时室内不要有对流风。可放柔和的音乐作背景，一边按摩一边与宝宝说话，进行感情交流，不受外界打扰。

选择适当时候抚触，避开宝宝疲劳、饥渴或烦躁时，最好是在洗完澡后、睡前或更换衣服时，饭后 1 小时以后是抚触好时机，可避免吐奶。一旦新生儿哭闹，不愿意继续，应立即停止抚触。如果新生儿患病，身体不适可暂停抚触。

抚触前须温暖双手，将婴儿润肤液倒在掌心，不要将乳液或油直接倒在宝宝身上。

抚触不是按摩，只是触摸肌肤，所以不要太用力，特别是抚触背部时用力更要轻，避免损伤脊柱。手法从轻开始，慢慢增加力度，以宝宝舒服合作为宜，按摩时间从 5 分钟开始，以后逐渐延长到 15～20 分钟，每天 1～2 次。

第五节 新生儿常见症状及疾病

新生儿来到人间，他们的生理功能尚未发育完善，很容易出现疾病。这时，由于新生儿年龄太小，对疾病没有表达意识和能力，要靠父母和身边的亲人去观察发现。新生儿在平日的一些表现，往往可发现一些患病的先兆，只要细心观察是不难发现的。

一、观察体态

主要是观察头面、躯干、四肢的外形。

1. 口角歪斜

新生儿哭叫时两侧面部不对称，一侧口角歪斜，对侧鼻唇沟消失，眼裂不闭合，可能出生时因在母亲骨盆内挤压伤或用产钳伤了面部神经。如伤轻，几周后可自愈。

2. 唇裂和腭裂

唇裂和腭裂是常见的先天性面部畸形，会影响孩子吃奶和发音。唇裂可在生后 3～6 个月手术修复，腭裂应在 2～3 岁时手术修复。

3. 头大

出生时头围超过 36 厘米，或头围大于身长的一半加 10 厘米，可认为是头大畸形，可能有先天性脑积水。

4. 头小

出生时头围仅 30 厘米，或比胸围小，可能是小头畸形。

5. 前囟门紧张

正常时前囟门应低于颅骨的水平，并随脉搏跳动。若平卧时，囟门隆凸，则表示有颅内压力增高，可能为颅内出血或化脓性脑膜炎。

6. 眼睑下垂

新生儿出生后头几天，眼睛多是闭合，不睁开，几天后才睁开。若睁眼后发现单侧或双侧上眼皮不能上举者，称为先天性眼睑下垂。

7. 牙

正常新生儿出生 4～6 个月开始出牙。若新生儿在出生后不久在下颌处发现一两颗乳牙时，有可能因牙根不稳，导致脱落掉入气管，故应拔除。

8. 舌

如出现有节律的吐舌动作，可能是颅内出血或脑水肿。正常新生儿口腔分泌物很少，若分泌物增多，应疑为患先天性食管闭锁。

9. 喉鸣

喉鸣是一种在吸气时表现出来的喉头声，似鸡鸣，在俯卧位或抱起后消失，仰卧时增强。轻度时，对吃奶无妨碍，出生后 6 个月左右消失。

10. 颈部

有难产史的新生儿，出生后 7～10 天，颈部出现圆形或椭圆形肿块，随肌肉移动，可能是产伤引起的胸锁乳突肌血肿，头可向肿块一侧倾斜，而下颌及面部则转向无肿块的一侧，称为先天性斜颈。此病一旦发现，应立即治疗。在家里可用沙袋固定小儿头颈部，使头处于正中位，让光源来自肿块一侧，小儿头常转向光亮处；在肿块处进行按摩、推拿。久治不愈者，应进行手术治疗。

11. 腹部

正常时腹部平坦、对称，随呼吸而起伏。出生4～10天脐带脱落。如脐眼有发红、黏液或脓性分泌物，为脐部炎症；若新生儿出生后24～48小时仍没有胎便排出，且伴有腹胀、呕吐、腹部膨胀，腹部皮肤发亮，应疑为有先天性巨结肠症；若新生儿脐部出现一圆形或卵圆形局限性肿块，在哭闹时突出，安静时回复，指压无痛，可能为脐疝。脐疝不要急于治疗，一般在2～3岁可以自愈。

12. 下腰背部

如见皮肤上有毛发丛生或有皮肤小凹，或有脊膜膨出，可能是先天性脊柱裂，应及时治疗。新生儿尿床常与脊柱裂有关。

13. 生殖器

男婴出生时已可看到或触及睾丸，如一侧或两侧睾丸未降到阴囊，称为隐睾丸。新生儿期睾丸有自然下降的可能，故新生儿期不必治疗，若幼儿期仍未下降，应手术治疗。新生儿阴囊有大小不一，手电照之发亮，即患有鞘膜积液，若1岁后见张力增加，应手术治疗。有的新生儿见阴茎上或下有裂口，称为尿道上裂或下裂，可于学龄前手术修补，不要误认为女性生殖器。

14. 四肢

较严重的是先天性马蹄内翻足，表现为前足内翻，前半足不能外展，形似马蹄，一经发现，应立即治疗。

15. 皮肤

青紫多为缺氧引起，若伴呼吸困难应考虑是否患肺炎、先天性心脏病、呼吸道畸形等。面色苍白有可能是新生儿患肺炎、败血症。若黄疸出现在出生24小时内，黄疸明显或黄疸一度消退后又重复出现，或大便色白而尿色深，伴有食欲不佳、抽搐、尖叫、发热等应考虑为病理性黄疸。正常新生儿出生后可有几天轻度凹陷性水肿。若水肿伴面色苍白、呼吸困难、发热、哭声加剧等应考虑为病态。

16. 吐奶

新生儿的胃呈水平位，胃的上口肌肉松弛，上口肌肉容易发生痉挛，吃奶时容易吐奶。若出现持续性呕吐、腹胀、呕吐物带血或呈黄绿色、体重下降，应视为病态。

17. 大小便

新生儿出生后24～36小时内应有胎粪排出，如无排出时，应考虑有无肛门闭锁或肛门狭窄；若新生儿大便时啼哭，大便中含较多黏液、水分应警惕是由于致病大肠杆菌引起的新生儿流行性腹泻。新生儿在出生后24小时内可以排尿，若超过2天不排尿，吃奶、饮水正常时，应去医院检查有无尿道梗阻或先天性肾不发育。正常小儿尿无异常气味，若有鼠尿臭味，应疑为小儿患先天性苯丙酮尿症。

18. 哭声

新生儿可因饥饿、口渴、尿布湿或环境温度过低或过高而哭闹。若哭声无力或哭不出声，或触摸某部位哭声加剧，或哭声音调高尖短促等均应考虑为病态。

19. 体温

正常新生儿体温在36～37.5℃之间。新生儿体温若超过37.5℃往往是多种因素感染的重要表现，需及时就医。在夏季若室温过高，而喂奶、喂水不足时，也会突发高热，称“脱水热”。出生时低体重儿，患病时常不发热反而体温过低，医学称为“体温不升”，可表现为四肢发凉、拒食，一旦发现，应及时诊治。

二、常见症状及疾病

1. 黄疸

正常新生儿出生后2～3天即有黄疸出现。表现为面部、躯干及四肢的轻度黄染，一周内消退。这就是生理性黄疸，能不治自愈。有的黄疸很轻微，不仔细观察，甚至看都看不出。有的黄疸很深，持续时间也长，半个月或20余天不等，表现出黄疸滞留现象，以早产儿或有头颅血肿的以及有过窒息史的新生儿为多见。但只要宝宝吃奶好，精神无异常，大小便正常，而且黄疸日渐变淡，这也属生理性黄疸范围，不必惊慌。但是，以下几种情况，父母和月嫂要引起高度重视，要及时送医院进行检查治疗。

(1) 孩子一出生即有黄疸，并且迅速加深，但口唇黏膜却很苍白，呼吸心跳都特别急促，这是由于母子血型不合而引起的新生儿溶血症。

（2）孩子生后1周或数周后出现黄疸，进行性或间歇性加深，伴有发热、面色青灰、不吃奶、恶心、呕吐等中毒症状，可能身体某一部分有细菌感染，导致患上了新生儿败血症。

（3）孩子初生时无黄疸，生后1～2周或更长一些时间出现黄疸，进行性加深，吃奶尚好，如初生几天大便还呈淡黄，但随着黄疸的加深，粪便逐渐变为白色呈陶土样，这是一种阻塞性黄疸。可能有先天性胆道闭锁，需送医院详细检查。

（4）若新生儿黄疸很深且持续不退，而且有嗜睡、吮奶无力、肌肉呈瘫痪状等神经症状，随着病情进展，有尖叫、目光凝视、肌张力增高、抽筋、呕吐等症状，这是血中的胆红素进入了大脑，与脑组织结合，严重损伤了脑神经，重症者会有痴呆后遗症。

以上四种情况需要引起父母和月嫂的高度重视，应该及时带宝宝去医院检查治疗。

2. 吐奶

吐奶是婴儿常见的现象，主要有两方面的原因：一是患全身性或胃肠道疾病时的一个症状；二是婴儿胃肠道的解剖生理特点容易发生吐奶。其中由于第二种原因引起的吐奶比较常见。

首先要弄清楚宝宝是吐奶，还是溢奶或漾奶，这两者的含意不同，原因和处理方法也不一样。吐奶的量比较多，可发生在喂奶后不久，或半小时以后，吐奶前孩子有张口伸脖、痛苦难受的表情。溢奶或漾奶则量少，多发生在刚吃完奶时，一般吐出一两口即止。

新生儿由于卧位为主，胃的形状和位置是横位，所以喂奶后婴儿一活动，奶就很容易从胃中又返流到食道、口腔，这就造成溢奶或漾奶。溢奶或漾奶多半是由于婴儿在吃奶时吸进了空气。空气进入胃后，因气体较液体轻而位于上方，容易冲开贲门而出，同时也会带出一些乳汁，这样就引起溢奶或漾奶。所以，在喂奶时，要让孩子的嘴裹住整个奶头，不要留有空隙，以防空气乘虚而入。用奶瓶喂时，还应让奶汁完全充满奶头，不要怕奶太冲而只到奶头的一半，这样就容易吸进空气。喂完奶后，最好让孩子趴在大人肩上，用手轻拍孩子背部，可使吸进去的空气跑出来。喂完奶后，抱起和放下孩子时动作要轻，活动度要小些。摇晃太厉害，就容易漾奶或吐奶。溢奶或漾奶时的量一般较少，对孩子生长发育不会有太大影响。随着月龄的增长，自然就好了。

咳嗽容易引起吐奶。宝宝感冒时，尤其是病毒性呼吸道感染时，会引发咳嗽等症状。咳嗽会使得腹压升高，也常常合并呕吐的症状。这个时候如果给宝宝喂奶，就非常容易出现吐奶现象。感冒咳嗽会致使呼吸频率加快，进而导致吐奶、溢奶现象，所以要注意呼吸和喂奶吞咽时的协调，在宝宝咳嗽或是准备咳嗽时，千万不要喂奶，以免造成吐奶。

此时喂奶，严重的会致使奶液从鼻腔里喷出来，容易吸入肺里。在宝宝感冒时给宝宝喂奶要特别小心，速度一定不要太快，要确认宝宝已经咽下口中的奶水后再喂下一口，并尽量做到“少量多餐”。

喂奶姿势不正确容易引起吐奶。宝宝的胃不像大孩子和成人那样垂向下方，而是呈水平位，胃的容量小，存放食物少，胃收缩功能又没有发育健全，所以很容易发生吐奶。比较正确的姿势是抱起宝宝喂奶，让宝宝的身体处于45度左右的倾斜状态，胃里的奶液自然流入小肠，这样就能有效减少因躺着喂奶而造成吐奶的概率了。用奶瓶喂时，还应让奶汁完全充满奶头，这样可以避免空气在喂奶时带进孩子的胃里造成吐奶。

对溢奶新生儿的处理主要通过改善家庭护理，一般不需要采取特殊处理。按照以下方法去做，就可以减少或避免宝宝溢奶现象的发生。

（1）少食多餐，可以避免小儿胃部过度饱满，减少溢奶发生。

（2）喂奶时应将小儿抱起来，头向斜上方斜躺在母亲的怀里，母亲一手托住小儿背部，一手用拇指和其他四指分别放在乳房的上方和下方以托起整个乳房喂奶，如果奶流过急则可用拇指和食指分别放在乳头上、下方适当按住或夹住乳房以控制奶流速度，避免吃奶过急引起胃部痉挛而导致溢奶。

（3）吃奶后应将小儿抱起让其头朝上趴在大人的肩膀上，用手轻拍小儿背部，让吃奶时咽下的空气从口中排出，最好能让宝宝多立一会儿，放下时的最佳姿势是右侧卧位，枕头略抬高点，这些小措施都能有效地减少吐奶。

（4）奶瓶喂养时奶瓶的奶头应充满奶而不能有空气。

如果小儿吐奶重，呕吐频繁，或同时伴有腹胀、腹泻、发热等症状，或吐奶呈喷射状，或吐出物颜色异常等则应找医生检查，不可疏忽大意。

3. 脐炎

脐带是胎儿在母体内由母亲供给胎儿营养和胎儿排泄废物的通道。胎儿出生后，医务人员会将脐带结扎切断。断脐后，脐带残端逐渐干枯变细，而成为黑色，自行脱落。一般在新生儿出生后1～2周脐带脱落，脱落后的部位即成为肚脐。脐部可能由于断脐时或出生后处理不当而被金黄色葡萄球菌、大肠杆菌或溶血性链球菌等侵染。此外，脐带脱落前伤口也很容易感染而发生脐炎。

脐带根部发红，或脱落后伤口不愈合，脐窝湿润或有液体流出，这是脐带发炎的早期表现。之后脐周围皮肤会发生红肿，脐窝有浆液脓性分泌物，带臭味，再之后脐周围皮肤红肿加重，或形成局部脓肿、败血症，病情危重会引起腹膜炎，并有全身中毒症状，宝宝表现为发热、不吃奶、精神不好、烦躁不安等。慢性脐炎时局部可形成脐部肉芽肿，为一小樱红色肿物突出，常常流黏性分泌物，经久不愈。

新生儿脐炎的预防主要是做好断脐后的护理，保持局部清洁卫生。在脐带未脱落前，洗澡后要将脐带周围的水吸干，可用75%的酒精消毒，不能仅消毒表面，更应注意消毒脐带根部，再换上干净的纱布包裹好，不要将尿布盖在脐部上，要保持局部干燥，勤换尿布，防止尿液污染脐带。脐带未脱落时，给宝宝洗澡要分成上、下两部分洗，不要让脐带及包扎脐带的敷料沾上水。如果脐带上的敷料湿了，要及时更换。有些父母在孩子脐带脱落创口未愈时，因局部潮湿用爽身粉、脐带粉一类的东西，使脐部在异物的刺激下形成慢性炎症，表现为脐肉芽肿，常呈一小的樱桃红色肿物，表面有脓性分泌物，经久不愈。脐凹处容易积垢，覆盖在脐表面，其下方感染扩散，消毒脐部时应先清除积垢及其他异物，之后再彻底消毒脐根部。

要随时观察宝宝脐部及脐围有无红肿、分泌物，一旦发现应及时处理。脐周围红肿或创面有少许渗出物者，尽量避免不必要的摩擦，用3%双氧水冲洗局部2～3次后用碘酊消毒，用75%的酒精脱碘，并在宝宝脐周围进行消毒。炎症明显时立即送医院治疗。

4. 湿疹

婴儿湿疹是遗传性过敏体质对环境中某些因素的过敏反应。其确切的原因还不十分清楚，目前多认为与遗传和免疫异常有关。这种婴儿常伴其他过敏性疾病，如过敏性鼻炎、哮喘性支气管炎、荨麻疹等疾病。湿疹多在出生后1个月左右出现，早的在出生后1～2周即出现皮疹，以2～3个月的宝宝最严重。本病好发于额部眉毛、两颊、头皮、耳郭周围等头面部位，以后逐渐蔓延至颈、肩、背、四肢、肛门周围、外阴部位等皮肤皱褶处，甚至可以波及全身。由于湿疹伴有奇痒，孩子会用手抓皮疹的部位，造成皮肤破溃。躺着时，孩子会在枕头上蹭脑后部，形成枕秃；趴着时，孩子会用床单摩擦面部止痒；抱着时，孩子会依偎在你的肩膀揉蹭脸部。病儿常因极其瘙痒而烦躁不安，夜间哭闹以至影响睡眠，又由于小儿用手抓痒常可致皮肤细菌感染而使病情进一步加重。一般不严重的湿疹，可不做特别的治疗，进行普通护理即可。

保持皮肤清洁干爽。不少家长觉得湿疹宝宝应该少洗澡，这是不对的，孩子还是应该勤洗澡，但尽量少用化学洗浴用品，用清水洗洗就行。给宝宝洗澡的时候，宜用温水和不含碱性的沐浴剂来清洁宝宝的身体。患有湿疹的宝宝，要特别注意清洗皮肤的皱褶处。洗澡时，沐浴剂必须冲净。洗完后，用干净浴巾轻轻擦干宝宝身上的水分，再涂上非油性的润肤膏，宝宝的头发亦要经常清洗，若已经患上脂溢性皮炎，仔细清洗头部便可除去疮痂。如果疮痂已变硬粘住头部，则可先在患处涂上橄榄油，过一会儿再洗。避免受外界刺激。家长要经常留意宝宝周围的冷热温度及湿度的变化。出湿疹的孩子皮肤本来就非常敏感，因此不要让孩子太干、太热、太晒，这些都可能刺激湿疹加重。夏天，宝宝运动流汗后，应仔细为他擦干汗水。天冷干燥时，应替宝宝搽上防过敏的非油性润肤霜。除了注意天气变化外，宝宝穿衣应注意，贴身的衣服必须是棉质的，所有衣服的领子最好是棉质的，衣服穿得要略偏凉，衣着应较宽松、轻软。床上被褥最好是棉质的，衣物、枕头、被褥等要经常更换，保持干爽。宝宝应避免接触羽毛、兽毛、花粉、化纤等过敏物质。被褥不宜用丝、毛及化纤类制品。

由于湿疹怕热，不要给宝宝捂得过于严实，否则会导致湿疹加重。要经常给宝宝修剪指甲，以减少抓伤的机会。

给宝贝添加辅食，尤其动物蛋白食物需加小心，如添加后湿疹加重应暂时停止。症状重者需用药物治疗时，必须在医生指导下使用。

5. 肺炎

肺炎是新生儿期常见的一种严重呼吸道疾病，四季均易发生，以冬、春季为多。由于新生儿呼吸器官和功能不成熟，如不及时治疗，就很容易引起呼吸衰竭、心力衰竭、败血症乃至死亡。如治疗不彻底，易反复发作，影响孩子发育。新生儿肺炎与大孩子肺炎在表现上不完全一样，多不典型，少数有咳嗽，体温可不升高。主要症状是口周发紫、口吐泡沫、呼吸困难、精神萎靡、少哭或不哭、不吃奶。有时就是“感冒”症状，如鼻塞、呛奶。

家长和月嫂要注意观察新生儿的一般状况。当孩子吃奶困难、惊厥、嗜睡、喘鸣、发热或体温不升时，均应立即意识到孩子患了较重的疾病，必须立即去医院明确诊断并及时治疗。而要判断是否患了肺炎最简单的办法是数呼吸和观察胸凹陷。

根据世界卫生组织制定的儿童急性呼吸道感染控制规划（ARI）方案所定：当小于2个月的婴儿，在安静状态下每分钟的呼吸次数大于或等于60次，可视为呼吸增快；如果数两个1分钟均大于或等于60次可确定此患儿呼吸增快；小于2个月的婴儿吸气时可见到胸壁下端明显向内凹陷，称之为胸凹陷。这是由于患肺炎时，孩子需要比平时更用力吸气，才可完成气体交换所致。如果新生儿既有呼吸增快又有明显胸凹陷，就可诊断为重度肺炎，必须住院治疗。

（1）肺炎预防

新生儿肺炎是可以预防的，而且应该从孕期开始。

①羊水或胎粪吸入性肺炎的预防。预防的关键是防止胎儿发生宫内缺氧。母亲在怀孕期间定期做产前检查非常必要，尤其是在怀孕末期，可以及时发现胎儿宫内缺氧的问题，如发现有妊高征、胎位不正、脐带缠绕、受压、过期妊娠等可能引起胎儿宫内缺氧的因素，产科医生会采取相应的监护和治疗措施，以尽量减少吸入性肺炎的发生及减轻疾病的严重程度。

②乳汁吸入性肺炎的预防。由于新生儿特别是

一些出生时体重较轻的宝宝，口咽部或食道的神经反射不成熟，肌肉运动不协调，常常发生呛奶或乳汁返流（漾奶）现象，乳汁被误吸入肺内，导致出现咳喘、气促、青紫等症状，误吸的乳汁越多，症状越重。因此，妈妈在给宝宝喂奶时一定要仔细，如果用奶瓶喂奶，奶嘴孔要大小合适，喂奶时宝宝最好是半卧位，上半身稍高一点。喂奶后轻轻拍打宝宝背部，排出胃内的气体，再观察一会儿，发现有漾奶现象，应及时抱起宝宝，拍拍后背。如果宝宝呛咳比较严重，并有发憋、气促等情况，要及时到医院就诊。

③出生后感染引起的新生儿肺炎预防。宝宝出生后，要给宝宝布置一个洁净舒适的生活空间，宝宝所用的衣被、尿布应柔软、干净，哺乳用的用具应彻底消毒。父母和其他接触宝宝的亲属在护理新生儿时要注意洗手，特别是外出回来时，一定要用肥皂、流水洗净手才能接触宝宝。家庭成员是引起新生儿感染性肺炎的主要原因。密切接触新生儿的家庭成员如果呼吸道带菌或感染，就会通过空气或接触将病菌传染给新生儿。因此感冒的成人要尽量避免接触新生儿，如果母亲感冒，应戴着口罩照顾宝宝和喂奶。宜婉言谢绝客人探访新生儿，更不要让客人近距离接触新生儿。

④其他感染引起的肺炎预防。宝宝其他部位的感染，如脐炎、皮肤感染、口腔感染等，病菌也可能经过血液循环至肺部而引起肺炎。发现宝宝有脐

炎或皮肤感染等情况时，应立即去医院治疗，防止病菌扩散。

（2）肺炎护理

得了肺炎的新生儿应置身于空气清新、阳光充足、室温约22～24℃的环境中，并经常在地面上洒水以使室内保持一定的湿度。由于肺炎时易发生呛奶，所以，在喂奶时应每吸吮4～5口便暂停哺乳，以便让病儿休息片刻后再吃奶，这样将会减少呛奶的发生率。由于病儿吃奶少，加之气喘、发热等因素，体内水分常消耗较多，所以，此时应增加喂奶的次数，尽可能地让病儿多吃奶，以增加水分的摄入，防止发生脱水。如已发生脱水，而通过增加喂奶不能纠正时，应予以静脉补液以纠正脱水。

如体温超过39℃，则应在物理降温（温水擦浴）的同时给予退热药，预防高烧引起抽搐，但应防止因使用退热药而致出汗过多发生虚脱或脱水热。对营养不良儿或消瘦儿，单用物理降温效果亦很好。另外，病儿衣服应穿得适中，不可过厚而影响散热。

给病儿喂药应在喂奶前半小时左右为宜，不应在喂奶后马上进行，以防呕吐。

6. 哭闹

啼哭是新生儿的本能反应，能起到扩张胸廓、增加肺活量的作用，有节律的洪亮的哭声，常表示宝宝在进行"锻炼"，它作为一种运动能促进肺功能，促进全身血液循环，有利于生长发育。我们通常认为新生儿哭叫是不舒服的表现。其实这种哭叫是一种反射性的信息交流形式，因为这是新生儿表示需求的唯一手段。当他们遇到饥饿、寒冷、燥热、疼痛时，不会用语言来表达，只能用哭来表示。哭吵的原因很多，可分两大类，即无病啼哭和有病哭闹。父母、其他亲人和月嫂要学会鉴别孩子的哭吵原因，便于及时发现问题并进行护理。

（1）无病啼哭

①情感依赖性啼哭。带有情感要求的啼哭，即哭时头不停地左右扭转，起先哭声洪亮，尔后逐渐减弱，当有人接近时哭声停止，这是新生儿表示要抱的意思。此时，你若抱起他，会使其情绪稳定，精神愉快，那种完全不理睬婴幼儿感情需求的做法，则不利于孩子心身发育。

②饥饿时啼哭。婴幼儿表示饥饿的主要方式体现在啼哭上，哭声洪亮，音色润滑，并主动将头转向母亲的胸怀寻找乳头，此时若用手指试探口唇时，他会不由自主地伸出舌头做出吮乳的动作，一经喂奶或食品后，便马上安静下来。

③不舒适时的啼哭。若遇突然的冷热刺激、衣服布料粗糙不平整、衣被裹得过紧、尿布湿了或被蚊虫叮咬等都可能引起啼哭。这种哭声初时声音较大，以后逐渐变小，并伴有全身躁动不安。如听到突发性巨响、受到惊吓、异物刺激时都会突然哭叫，并伴有惊恐万状的面部表情。对这些原因引起的啼哭，只要及时得到帮助，如经常更换尿布，注

意风寒冷暖，保持环境幽雅安静，清除身上的异物或抱在怀中予以轻柔地抚摸慰藉，都可有效地平息哭声。

（2）病理性啼哭

当婴幼儿在犯病的初期，以及疾病发展过程中，在没有明显病理体征时，啼哭往往是早期病态的主要症状。这时的啼哭有缓慢或突然发生的不同，持续的时间亦长短不一，如果不能用正常的原因来解释的话，那就要从是否患病上来考虑了，常见的有如下几种情况。

①如果孩子一经接触乳头或食品就哭，并呈现痛苦表情，要考虑是否长了口疮或舌部、咽部炎症。

②若接触孩子身体某一部位就哭，要看看皮肤有无破溃、脓肿、糜烂，特别关心有无骨折或脱臼。

③若突然大哭不止，要注意检查生殖器两侧及脐部有没有疝气，哭时伴有腹痛、腹胀、呕吐、面色苍白等，要考虑肠绞痛、肠套迭等。

④如哭声细弱低微、发音不畅或嘶哑并伴有面色萎黄、目光呆滞等表情，则是病重的表现。

⑤哭声紧急、尖叫、音调高亢、持续时间短暂，则有可能是脑部有疾，若伴有前囟饱满和抽搐，则应怀疑颅内出血所致。

⑥孩子夜间哭闹也可能由于某些疾病作祟。肠道寄生虫感染往往成为婴儿夜啼最常见的原因，当

寄生虫在肠内骚扰，加上其分泌的毒素对神经系统的刺激，可造成孩子厌食、消瘦、夜间磨牙、烦躁不宁、啼哭等情况。蛔虫、鞭虫感染严重时，可有阵发性腹胀、腹痛，甚至嚎叫痛哭，特别是蛲虫感染时，由于蛲虫夜间出入肛门周围活动，引起孩子肛门剧烈瘙痒，夜啼则是孩子叙说不适的主要表现之一。孩子因偏食造成营养不良、维生素缺乏等也易引起夜啼，这种哭声细弱、低沉、嘶哑，伴有睡眠不宁、尿量减少、性情烦躁等情况。

随着孩子的逐渐长大以及性格的形成，其啼哭表达的方式及内容也会有所变化。作为孩子的父母，既要掌握孩子啼哭的特征与规律，又要学会将啼哭转化成与小宝宝交流感情的特殊语言，这样会使你的孩子在温馨、幸福的家庭环境中茁壮成长。

7. 脱发

新生儿的胎发由母体带出，大部分新生儿在出生后的 2～3 周内发生明显的脱发。这是由于婴儿出生后，大部分头发毛囊在数天内由成长期迅速转为休止期所致，这种脱发最容易发生在后枕部，此处由于经常受到压迫和摩擦使毛发脱落更明显。一般情况下，经过 6～12 周后，小儿头发的毛囊会重新形成毛球，并最终重新长出新头发。

婴儿脱发可以分为生理性脱发和病理性脱发两类，其中以生理性脱发最常见。

(1) 生理性脱发的表现和原因。生理性脱发为新生儿在出生后四五个月时的胎毛自然更新，无其他异常。这种脱发的特点是刚出生时头发是黑的，但慢慢地变黄了，到出生后四五个月时弥漫性脱落。这种婴儿脱发无须治疗，大多能自然好转。大部分孩子随着身体发育，头发会渐渐由稀到密，由黄到黑。此外，头发生长也受遗传因素影响，头发的多少、色泽、曲直与父母遗传有一定关系，如父母头发好，则孩子的头发也较好，父母头发差，孩子的头发也差。

(2) 病理性脱发的症状和原因。缺钙引起的脱发，缺钙早期，患儿在喂奶及睡眠时头部多汗，多汗引起局部刺激，因而小儿喜欢摇头，摇头时枕部受到摩擦，日久而致脱发。此外，患儿还会烦躁不安，睡眠时易惊醒。一般来说，病理性脱发都有枕秃，并伴有血钙下降、碱性磷酸酶增高、夜惊、烦躁等情况，需要及时补钙。早产儿应提早在出生后2个星期开始补钙，足月儿则在满月后开始补钙，建议一直补到2～3岁。补钙的同时补充维生素AD(鱼肝油)，可以帮助钙的吸收，预防佝偻病，多晒太阳也会帮助钙的吸收，注意一定要到户外，不能隔着玻璃，因为紫外线是不能穿透玻璃的。

免疫、代谢和营养问题引起的脱发，可对甲状腺功能、甲状旁腺功能、微量元素、免疫功能等进行鉴别诊断。如果怀疑营养不良，则可以从儿科的角度制订一个合理膳食表，并观察3个月。经过3个月的均衡营养补充后，如果没有改善，则可再详细进行生长激素检查等。

小儿期常见的脱发是后天性脱发，大多由于受惊吓、恐惧或营养不均衡而引起机体代谢失常、内分泌紊乱，导致脱发。针对这种情况，应注意调节饮食，增加营养，锻炼身体，特别注意保证蛋白质、脂肪、维生素等营养的供给。应多吃些鸡蛋、牛奶、瘦肉、鱼、虾、豆制品以及植物油、胡萝卜等食物，还可适量服用鱼肝油和维生素 A、维生素 B1、维生素 B2 等，这些都有利于头发的生长。

其他还有脂溢性皮炎、头皮垢、发烧、药物、中毒、遗传综合征、头部外伤、水痘、洗发水伤害等因素造成的脱发。

总之，婴儿头发问题受母体激素的影响，并与头部微生态改变有关。护理要点是勤洗头，保持头部清洁。去除头皮垢的主要方法是用婴儿润肤油敷在上面慢慢地软化，注意头皮状况，避免损伤头皮，同时用刺激小的婴儿专用洗发产品洗发。

8. 臀红

臀红在医学上称为尿布疹或尿布皮疹，是新生儿常见的皮肤病。臀红主要是由于新生儿大小便后未能及时更换尿布、尿布未洗净、对一次性纸尿裤过敏或长期使用塑料布致使尿液不能蒸发，使婴儿臀部处于湿热状态，尿中尿素氮被大便中的细菌分解而产生氨，刺激皮肤所致。表现为与尿布接触部分的皮肤发生边缘清楚的鲜红色红斑，呈片状分布。严重时可发生丘疹、水疱、糜烂，如有细菌感染可产生脓疱，有时可蔓延到会阴及大腿内外侧。

有臀红存在时，小儿在大小便后，由于局部皮肤受到刺激而哭闹不止，非常痛苦。从实践来看，只要精心护理，臀红是完全可以避免的。

新生儿臀红是因没有经常保持臀部皮肤的清洁干燥而造成的。由于臀部兜尿布的部位接触湿尿布的时间较长，大便、尿液均对皮肤有较强的刺激，加之新生儿皮肤柔嫩，很容易发生臀红，局部皮肤会出现红色小丘疹，严重时皮肤糜烂破溃，脱皮流水。一旦发生新生儿臀红，在治疗的同时要做好臀部的护理，这样才有利于臀红的尽快恢复。

首先，要注意保持臀部干燥，发现尿布湿后要及时更换。如发现小儿对一次性纸尿裤过敏应立即停止使用。新生儿的尿布要选用细软、吸水性强的旧棉布或棉织品，如旧被单、棉衣裤等，这些材料不仅柔软，不损伤新生儿的皮肤，而且透气性好，新生儿会感到很舒适。尿布外面不能包裹塑料布，因密闭不利湿热散发，极易发生或加重臀红。为防止尿布浸湿被褥，尿布下面可垫一块小棉垫或小布垫。在炎热的夏季，室温较高时可将臀部完全裸露，使新生儿臀部经常保持干燥状态。

其次，要注意尿布的清洁卫生。换下来的尿布一定要清洗干净。如尿布上有污物时，需选用碱性小的肥皂或洗衣粉清洗，然后要用清水多洗几遍，要将碱性痕迹完全去掉，否则会刺激臀部皮肤。清洗完后要将尿布用开水烫一下，拧干后放在阳光下晾晒干，以达到消毒灭菌的目的。此外，每次大便后，要用清水洗净臀部，保持局部的清洁。当皮肤发红，特别是破溃时，不要用肥皂清洗，以避免刺激局部。

再次，新生儿出现臀红后，局部可涂鞣酸软膏，如皮肤破溃流水，可涂氧化锌油或膏，以帮助吸收、预防感染并促进上皮生长。还可以将患儿俯卧，用普通的40瓦灯泡照射，距离30～50厘米，每次30分钟左右，使局部干燥。照射时需要有专人守护，避免烫伤。只要在治疗的同时注意护理好臀部的皮肤，臀红很快就会好转康复。

9. 鼻塞

鼻塞是新生儿常见的一种症状，因鼻塞影响正常呼吸，宝宝吃奶时容易发生呛咳，时不时地张嘴呼吸，不能连续吸吮，或睡觉不踏实。所以，保持新生儿的鼻孔通畅无阻非常重要。

(1) 引起新生儿鼻塞的常见原因

①生理结构造成。新生儿鼻腔短，鼻孔狭窄而且鼻腔毛细血管比成人丰富，受到外界刺激后，鼻黏膜容易充血肿胀，非常容易堵塞而引发鼻炎，从而出现鼻塞，造成呼吸困难。

②鼻涕造成。新生儿不会自己擤鼻涕，鼻涕容易积聚在鼻道内，导致鼻塞。

③某些药物影响。母亲临产前用了利血平等药物，也可引起新生儿暂时性鼻塞。

(2) 预防和治疗

①如果是因为感冒、受冷等外界刺激引起的鼻

塞，可用湿毛巾放在鼻根部热敷，让湿热的空气进入鼻孔，能起到一定的缓解作用。如果效果不理想还可以用0.5%麻黄素溶液点鼻，每侧鼻孔点一滴药，两个鼻孔点药的间隔时间为3～5分钟。一般在睡觉前或喂奶前点药，以改善吃奶或睡眠时的通气状态，每天使用3～4次，次数不能过多。要特别注意一定不要用浓度大于0.5%的麻黄素溶液给小宝宝滴鼻，而且一定不要长时间应用，以免引起药物性鼻炎。点药时，要使宝宝的头稍后仰，以保证将药液滴入鼻腔。

②如果是分泌物阻塞引起的鼻塞，可扶住宝宝的头部，用棉签蘸温水，探入鼻孔内轻轻旋转，将鼻腔分泌物卷住，随棉签拖出来。动作一定要轻柔，以防损伤鼻黏膜，导致出血。若是干性分泌物或已成硬痂时，可以用一到两滴温水或母乳点在鼻腔，待分泌物软化不再粘固于鼻黏膜上时再用棉签轻轻拨出，或用棉花毛轻轻刺激宝宝鼻黏膜，引起宝宝打喷嚏，鼻腔的分泌物即可随之排出。如果上述方法均无效，且鼻塞已严重影响小儿的呼吸，甚至发生青紫时，可用筷子或小勺的把横放在婴儿的口里，使口唇不能闭合，通过经口呼吸解除缺氧症状。如果上述方法都无效，应到医院请专业医生指导用药，切不可自己滥用任何药物，否则是很危险的。

③如果是因为母亲用药引起的鼻塞，症状一般会自行消失。

10. 产瘤

新生儿出生时，头顶左侧或右侧，或后方有瘤样隆起，即为产瘤。在分娩过程中，当胎头抵达母体骨盆底时，胎头受压颅骨互相重叠逐渐变形，其中在胎头最前面的部分受压最大，局部的血液循环受影响，发生水肿，形成产瘤。在胎膜早破，产程延长的情况下，产瘤更为明显。产瘤一般在出生后一二天自行消失，不需处理。

产瘤不会影响婴儿智力。因为这种出血仅仅发生在骨膜与颅骨之间，并非是颅内出血，也没有殃及脑细胞。至于头颅变形也是暂时的，新生儿骨质柔软，易变形也易恢复，所以家长无须为此而担忧。但是，如果3个月仍不减小或反增大或红肿疼痛应及时治疗。

11. 鹅口疮

新生儿鹅口疮又称雪口病。它是由白色念珠菌感染而引起的，是婴儿尤其是新生儿常见的口腔疾病。

鹅口疮多见于身体虚弱或营养不良的新生儿或婴幼儿，特别是经常消化不良的婴儿。新生儿或婴儿口腔内抵抗力差，特别在滥用或长期使用抗生素后导致机体正常菌群失调，机体抵抗念珠菌的能力减低而促发本病。

（1）主要症状

发生本病的常见原因是，新生儿的口腔内及皮肤上常存在着白色念珠菌，这些病菌主要来自产道

（产妇患念珠菌性阴道炎）、喂乳器具、母亲奶头。

主要表现在口腔内两侧颊黏膜、舌背、牙龈及上颚等黏膜表面呈现白色乳凝块样物，可能有一处或多处同时发病。本病初起时呈小片状，逐渐融成大片，发展下去可向下蔓延至咽喉，甚至下达呼吸道。白色附着物不易拭去。一般无全身症状，重者会出现食欲低下、拒奶、哭闹不安等症状，尤其在吃奶时哭闹加剧。

（2）预防措施

新生儿接触的用具严格清洗消毒，尤其是喂养婴儿的乳具必须每天煮沸消毒，这是预防新生儿鹅口疮最有效的措施。此外，大人接触孩子前要先用肥皂洗手；母乳喂养的宝宝，母亲在喂奶前应先洗净双手，同时应洗净乳头，这样可防止来自母亲双手或乳头的感染；宝宝生病时正规使用抗生素；孕妇患有阴道炎者，孕期应积极治疗。

（3）治疗方案

新生儿鹅口疮的治疗一般不用抗生素，主要是局部治疗，可用消毒棉签蘸 2%～2.5%碳酸氢钠轻轻擦拭口腔内的白色斑块，清洗口腔，将口腔内黏膜处白色乳凝块样物清除掉，然后给予制霉菌素糊（制霉菌素片剂研碎，再以香油调成糊状）涂抹于口腔相应部位，每天 2～3 次，一般 3～4 天即可痊愈。若病情严重，出现声音嘶哑、呼吸困难及吞咽困难时，应及时到医院诊治。

（4）注意事项

新生儿用过的食具必须单独清洗、消毒。不要用粗糙的物体强行擦拭新生儿口腔黏膜病变处，更不可用针刺或锐器挑口腔黏膜病变区域，以免损伤黏膜引起出血而继发感染。还要注意刚出生的宝宝牙龈上有白色或略显黄色的小颗粒，是新生儿时期的一种正常表现，要注意和新生儿鹅口疮相区别。

12. 脓疱疮

新生儿皮肤娇嫩，抵御细菌的能力弱，特别是皮肤皱褶处，容易破损导致细菌侵入，从而发生脓疱疮。脓疱疮是由金黄色葡萄球菌感染引起的，多由带菌医护人员或新生儿母亲及其他亲属所传染。此外，营养不良、气候湿热、过度保暖、皮肤多汗浸渍等因素均可增加诱发本病发生的危险。

新生儿多于生后4～10天发病。疱液开始呈淡黄色而清澈，1～2天后部分疱液变混浊，疱底先有半月形积脓现象，以后脓液逐渐增多，但整个大疱不全化脓，因而出现水脓疱的特征。疱周围无红晕，壁较薄，易于破裂，破后露出鲜红色湿润的糜烂面，上附薄的黄痂，痂皮脱落后遗留暂时的棕色斑疹，消退后不留痕迹。病变发展迅速，数小时或1～2天即波及大部分皮肤，黏膜亦可能受损。开始无全身症状，以后可能会有发热和腹泻。

此病的预防和治疗要注意三方面问题。

（1）重视预防

防止交叉传染。应该特别预防医院新生儿共用的洗浴室和处置室发生脓疱疮的交叉感染。一旦发现有新生儿感染脓疱疮，应及时隔离和特殊治疗。防止自身感染，处理脓疱时要注意污染的棉棒不要乱丢，孩子的贴身衣服勤换洗，而且要煮沸消毒，以免二次感染。

医务人员及家庭成员在护理新生儿时要注意个人卫生，一旦发现医务人员及家庭成员有感染可能时，应避免再接触宝宝。

（2）及早发现

脓疱疮初期为小米粒大小的疱疹，内有黄色液体。如果不注意处理，就会发展很快，疱疹增大呈黄豆大小，疱疹破溃流出黄水，可能引发更多的感染，产生更多的脓疱疮。因此，平时要注意观察新生儿颈部、腋下、大腿根等部位皱褶处及腹部等部位，以便早发现早治疗。

（3）正确治疗

父母发现新生儿患脓疱疮后，要及时请医生给予治疗。同时应加强护理。脓疱疮初期只有小米粒大小，每天洗澡后用75％酒精消毒棉棒把脓疱擦破，再换用干净消毒棉棒擦净局部，并尽可能使这些部位通风、干燥。天热时节由于汗液容易污染皮肤，增加感染机会，因此可以每天数次洗澡，每一次都如上述方法处理脓疱，保持局部干燥。感染部位增多或病情加重，应同时全身治疗，及早给予有效的抗生素，如青霉素、红霉素或头孢菌素类等，并给予支持疗法，包括输血或肌内注射丙种球蛋白等。

13. 头颅血肿

有的新生儿头部摸到的小包块有界限式波动，用手去压无凹陷，不超过骨缝。这种情况往往发生在难产时，因需要用胎头吸引器或产钳助产，使新生儿受压部位的颅骨骨膜下的血管破坏而出血形成包块，俗称新生儿头颅血肿。一般在宝贝生后几小时至几天以后才会出现。新生儿出现头颅血肿者，有精神欠佳、吃奶少、脱水、黄疸重等现象，如不对其进行及时而恰当的治疗和护理，会影响新生儿的生长发育，所以，及时有效地治疗头颅血肿，对新生儿健康十分重要。

14. 排便异常

婴幼儿粪便的次数和性质常反映着小儿胃肠道的生理和病理状态。母乳喂养儿、人工喂养儿以及混合喂养儿在排便次数上、粪便性状方面各有特点，家长和月嫂如果掌握了这些特点，就可以通过婴幼儿粪便了解其消化道功能情况，及时调整食物的量及比例，促进婴幼儿对食物的消化吸收，还可以及早地发现一些疾病，做到有病早治。

（1）新生儿粪便特征

①母乳喂养儿粪便。刚生下来的宝宝，出生后6～12小时会拉出墨绿色胎便。胎便通常没有臭味、状态黏稠、颜色近墨绿色，主要由宫内吞入的羊水和胎儿脱落的分泌物等组成。随着喂哺母乳等，胎便逐渐排出，向正常大便过渡时的大便呈黄绿色，

多数新生儿在吃奶2～3天后大便呈现这一特征，然后逐渐进入黄色的正常阶段。母乳喂养新生儿大便次数较多，一天2～5次，甚至可达到7～8次的情况，这叫作生理性腹泻，属于正常现象，宝宝长到一定时期这种腹泻会自动消失。随着孩子月龄的增长，少腹泻，并且大便次数会逐渐减少，只要婴儿精神及吃奶情况良好，体重增加，没有解便困难、腹痛、胀气的情形，就都是正常的，没有必要担忧。如果平时每天仅有1～2次大便，突然增至5～6次大便，则应考虑是否患病。

②人工喂养儿大便。以牛乳及配方奶喂养的宝宝大便较少，通常会干燥、粗糙一些，稍硬如硬膏，只要不难解，不似小球状羊便，就没关系。如果消化没问题，通常会是土黄或金黄色，由于牛奶中的蛋白质多，会有明显的蛋白分解后的臭味。大便每天1～2次，如果增加奶中的糖量，则排便次数增加，便质柔软。

③混合喂养儿粪便。无论人乳或牛乳喂养，若同时加食淀粉类食物，则大便量增多，硬度比单纯牛奶喂养稍减，呈暗褐色，臭味增加。若将蔬菜、水果等辅食加多，则大便与成人近似。初加菜泥时，大便中常排出少量的绿色菜泥，有的父母往往以为是消化不良，停止添加菜泥。实际上这种现象是健康婴儿更换食物时常有的事。如果没有腹泻，不必停止加辅食，数日以后胃肠习惯了，这种情况会随之消失。

（2）新生儿粪便异常

新生儿粪便有以下异常情况时，父母们要引起高度注意，应该检查喂养情况或请医生诊治。

①蛋花汤样大便。每天大便 5～10 次，含有较多未消化的奶块，一般无黏液，表示消化不良，多见于喝牛奶或奶粉的新生儿。如为母乳喂养则应继续用母乳喂养，一般不必改变喂养方式，也不必减少奶量及次数，多能自然恢复正常；如为混合或人工喂养，仍应继续喂养，但可适当调整饮食结构，如奶粉喂养者可在配奶时适当多加一些水将奶稍配稀些，对吃奶减少者可适当喂些含糖盐水，也可适当减少每次的喂奶量而增加喂奶次数。如果 2～3 天大便仍不正常，则应请医生诊治。

②绿色稀便。多在天气变化着凉或吃了难以消化的食物后发生，每天大便次数多为 5～10 次。

③水样便。多见于秋季和冬季，多由肠道病毒感染引起。小儿大便次数多在每天 10 次以上，呈水样，量较多。由于小孩丢失水分多，常常出现脱水表现，如口唇干燥、眼窝凹陷、眼泪少或无眼泪、小便少或无、皮肤弹性差等，新生儿还可能出现精神不振、吐奶、不吃奶等表现，应及早就诊，并应注意婴儿用具如橡皮奶头等的消毒。

④黏液或脓血便。多见于夏季等天气较热时，多为细菌感染引起，也应及早就诊。

⑤深棕色泡沫状便。多见于人工喂养儿，多由于食物中淀粉类或糖过多所致，如奶粉中加糖过

多、过早添加米汤等谷类食物等，通过适当调整饮食结构多能恢复正常。

⑥油性大便。粪便呈淡黄色，液状，量多，像油一样发亮，在尿布上或便盆中如油珠一样可以滑动，这表示食物中脂肪过多，多见于人工喂养儿，需要调整饮食结构，如适当增加糖分或暂时改服低脂奶等。需要注意的是低脂奶不能作为正常饮食长期吃。

⑦便秘。多见于人工喂养儿，多为天热、出汗多而饮水又过少所致。小儿排大便困难，大便很干，呈颗粒状，往往几天才大便 1 次，小儿还可能出现腹胀、不安等表现。

有些疾病可以从婴幼儿的粪便中反映出征兆。如果小儿有胆道梗阻情况，则大便呈灰白色。胃肠道上部出血或服用了铁剂，会排出黑色的大便，有的似柏油样。如果大便中带有鲜红的血丝，可能由直肠息肉、结肠息肉和肛门裂所致，应做进一步的检查。若除有血液外，同时含有大量的黏液而粪质较少，结合病儿阵发性腹痛的症状，可考虑是否为肠套叠。如果大便带有脓血并有腥臭味，可考虑为痢疾。

总之，只要家长和月嫂细心观察就能从婴幼儿的粪便中及时地发现问题，若为食物结构搭配不当导致的消化不良，通过及时调整搭配，适当减少某一类食物的摄入量，便可使异常的大便恢复到正常。如果粪便异常不属一般消化不良情况，且伴有全身症状，应立即送医院做进一步检查，以免延误。

第六节　新生儿护理误区

一、过度捂

刚出生的宝宝体温调节功能尚未发育完全，加上婴儿体表面积相对较大，皮肤薄而且血管分布较多，易于散热，尤其是新生儿皮下脂肪组织中饱和脂肪酸容易因低温发生凝固，因而极易发生新生儿低体温和新生儿硬肿症，尤其在寒冷季节出生的体重偏低的宝宝，做好保暖是非常重要的。

个别家长由于担心自己宝宝受凉，将宝宝里三层外三层捂得严严实实，结果是保暖过度，宝宝身体处于较高的温度环境内。此时，如果给孩子喂水不及时，就会导致宝宝发热、脱水症状，严重者还会出现高热惊厥症状，又称“捂热综合征”。

新生儿捂热综合征又称“闷热综合征”“捂被综合征”“蒙被综合征”，一般容易发生在寒冷季节，由于过度保暖或捂闷过久而引起一系列症状，是儿科的一种急症，必须紧急救治。

捂热综合征的主要表现：捂热较长时间后，患儿体温迅速升高，可达 41～43℃，全身大汗淋漓，甚至湿透衣被，头部散发大量热蒸气，面色先红后白、哭声低弱，拒绝吃奶等。高热大汗使水分大量丢失会出现脱水状态，患儿烦躁不安、口干、尿少、前囟及眼窝凹陷、皮肤弹性降低。如果中枢神经系统受累，可出现频繁呕吐、尖叫、反应迟钝、眼睛凝视、反复抽搐或昏迷。如果呼吸系统受累，可出现呼吸困难、呼吸节律不规则或呼吸暂停，并可见口周围和四肢发绀。如果心肌受累，有效回心血量减少，引起心肌损害会出现心律失常和心功能不全。总之，该病起病急、病情重，容易导致多器官、多系统功能衰竭，病死率高，后遗症也较多，其中以继发性癫痫最常见，其次还有脑性瘫痪、失明、失语、智能低下及感觉障碍等。

提到婴儿捂热综合征，人们可能会感到不理解。其实，捂热综合征在 1 岁以内婴儿屡有发生。发生的原因主要是捂热过久或保暖过度，导致婴儿缺氧、高热，甚至会发生昏迷和呼吸循环衰竭。天气转寒，不少的母亲生怕宝宝受凉，不惜层层包裹把宝宝捂得严严实实。如此过分保暖，非但无益而且有害。

此外，孩子穿盖过多，使身体活动余地过小，直接影响其血液循环，不利于其健康发育。所以保暖一定要适度。冬日更需注意，千万不可整日将室内门窗紧闭，要经常通风换气，保持适当的空气流通，这样可以使宝宝的呼吸道对疾病的抵抗力大大增加。

民谚说："要想小儿安，常带三分饥和寒。"这是有道理的，新生儿过度"捂"不可取。

二、挤乳房

我国民间尤其是农村有一种不良的传统习惯，

新生儿出生后要挤乳房，不管男孩还是女孩，以女孩更为常见。他们认为，如果孩子出生后不挤乳房，男孩长大后乳房会增大，日后阴天的日子乳房会痒；女孩长大后乳房会不发育，乳腺管不通，还会乳头凹陷，影响以后生育和喂奶。其实这些观念是不正确的，是毫无科学道理的。

有些细心的家长会发现，宝宝出生 3～5 天时，孩子双侧乳房肿大，如蚕豆大小，有的甚至分泌乳汁，男孩女孩都可发生这种现象，一般出生 8～10 天时最明显。这时候家长可能会产生疑问，进入青春期后的女孩子才会出现乳房发育，而孩子刚刚生下来没几天，为什么就有这些情况，甚至男孩子也出现这些情况。

其实，这是正常的生理现象，是由于母亲在孕期身体内的雌激素、孕激素、催乳素的含量较高，这些激素可以通过胎盘到达胎儿体内，引起胎儿乳房的发育。出生后雌激素水平下降，对垂体的抑制突然中断，垂体泌乳素增加而引起泌乳。这种情况多于出生后 2～3 周即可自行消退，不必进行处理。

由于新生儿免疫力低下，对细菌的防御能力很差，在挤压宝宝肿大的乳房时，极易造成局部皮肤破损，细菌趁机侵入体内，引起继发感染，导致新生儿乳腺炎，严重的还可能引起败血症，给婴儿造成很大痛苦和危险，给家庭带来额外负担。因此，一定不要给新生儿挤乳房。

三、挑马牙

新生儿在出生后 3～5 天时，口腔内牙床上或上颚的两侧有较厚的脂肪垫隆起，像粟米或米粒大小的球状白色颗粒，数目不一，看起来像刚刚萌出的牙齿，有的就像小马驹口中的小牙齿，所以人们把它称为马牙或板牙。因个体差异，有的新生儿更为明显，民间俗称“螳螂嘴”。医学上把它叫作上皮珠，这是胚胎发育过程中由于胚胎期牙板未完全吸收，上皮细胞堆集而成的，属正常生理现象，一般2～3个星期以后就会自行消失，有的新生儿因营养不良，马牙不能及时脱落，这也没多大妨碍，不需治疗。同样，马牙的存在也不会妨碍吃奶，更不会影响日后乳牙的萌出。

有些家长认为新生儿长马牙是不祥之兆，而喜欢用缝针去挑破或用青布蘸盐水或淘米水擦破马牙，这种做法是非常不科学的。应该知道，新生儿时期，唾液腺的功能尚未发育成熟，口腔黏膜极为柔嫩，比较干燥，易受伤破损，加之口腔黏膜血管丰富，所以细菌极易由损伤的黏膜处侵入，发生感染。轻者局部出血或发生口腔炎，重者可引起败血症，危及新生儿的生命，其后果是极其严重的。在特殊情况下，马牙过大，影响了宝宝吸奶，可用2％红汞消毒，用无菌针挑破它，放出内容物，即可愈合。

医师提醒年轻父母，倘若发现孩子长了马牙，切勿惊慌，只要注意新生儿的口腔卫生即可。比如，可在每次喂完奶后，再给宝宝喂一些温开水，以清洁口腔中残留的奶液，为乳牙萌发创造良好的条件。

四、蜡烛包

我国好多地方有这样一个习惯，就是把新生儿用棉被包裹成紧紧的一个长长的包裹，把两条腿拉直后用带子捆绑，宝宝仅留小脸儿露在包被之外，小被外面还用一条长长的绳子绑成斜十字形，我们将这个包裹形象的称为“蜡烛包”。

为什么很多人尤其老年人习惯于这样做呢？那是因为他们存在认识上的误区，错误地认为不这样做，宝宝日后就会有罗圈腿。其实罗圈腿是因营养不良，维生素 D、磷、钙缺乏所致的骨骼病变，医学上称为“佝偻病”，与是否捆绑毫无关系。这种包裹方法给宝宝带来的只有危害，没有丝毫的好处。

宝宝在母体子宫内的姿势，正常情况下是背外腹内地蜷缩着，手脚护在胸腹外围，尽可能地减小自己的体积，来适应子宫内环境，其目的似乎是在保护脆弱的腹部免受外力侵扰。新生儿四肢屈肌张力高于伸肌张力，自然姿势为上下肢均呈屈曲状态。当宝宝出生后，外界空间变大，因此手脚可以自由活动，同时支配手脚的神经也会相应成熟。此时，手脚如果再受过多的限制，就会不利于孩子运动功能的发育，还会影响孩子的呼吸功能。

科学的育儿观念鼓励新生儿多活动、勤抚触，有助于早期开发智力。新生儿活动是身体内部需要和外界刺激的结果，只要不加以束缚，宝宝就会自发地活动。每当打开包被，我们就会看到新生儿会舒展小身体，伸伸懒腰，用力将小手高举，把小腿伸直，这种手脚乱动是他们最早的肢体活动，也可以看作是最初的体操。当孩子看到色彩鲜艳的玩具或对他微笑的面孔，听到柔美的音乐、歌声时，也会手舞足蹈地表示兴奋与欢乐。这种带有全身性的运动不仅有助于发展身体的运动能力，活动四肢关节、肌肉，促进新陈代谢，而且也有利于心理健康，因此，过度地包裹实不可取。

宝宝的保暖十分重要，尤其新生儿时期。胎儿在母体内就好像生活在温水池中，离开母体后，因新生儿体温调节中枢发育不完全，体温调节功能差，极易受外界环境温度变化的影响。新生儿皮肤薄，皮下脂肪少，血管多，受凉时没有颤抖反应，很容易造成散热大于产热，从而造成体温不升，应注意保暖。但这绝不是应用“蜡烛包”的理由，要使宝宝安静、保暖，婴儿睡袋是很好的选择。

第四章　特殊情况下产妇特点及护理要求

第一节　剖宫产产妇护理

一、产妇特点

剖宫产是处理难产的主要手段，常常由于胎儿过大、母亲骨盆狭窄或畸形、分娩过程中胎儿出现缺氧，短时间内无法顺利通过阴道或母亲患有严重的妊娠高血压综合征等疾病而无法承受自然分娩，可实行剖宫产。

剖宫产会在腹部与子宫造成伤口，因此在调理时必须兼顾伤口的照护。此外，剖宫产后子宫上有切口，子宫收缩功能也比正常产的差，术后并发症比正常产多，比正常生产产妇更须加强子宫的复旧。因此要严格掌握剖宫产的指征，降低剖宫产率，这将对产妇产后康复有重要意义。

剖宫产术后麻醉药的作用慢慢地消失了，于是腹部伤口的痛觉开始恢复，一般在术后数小时，伤口开始剧烈疼痛。为了能够很好休息，使身体尽快复原，可请医生在手术当天或当夜给用一些止痛药物。一般来讲，伤口的疼痛在 3 天后便会自行消失。如果有条件的话，可以应用术后镇痛泵，可以帮助产妇度过前两天疼痛的日子。

二、护理要求

1. 协助产妇多翻身

麻醉药物对肠蠕动有一定的抑制作用，可以引起不同程度的肠胀气，因而发生腹胀。因此，产后宜多做翻身动作，促进麻痹的肠肌蠕动功能及早恢复，使肠道内的气体尽快排出，术后完全清醒后，一般术后 6 小时可进流食（不宜喝牛奶，容易引起腹胀），喝煮萝卜汤也是常用的方法，有利于促进肠道功能恢复，补充水分及热量。

2. 协助产妇下床活动

剖宫产术后的产妇身体恢复与阴道自然分娩者相比要慢得多，术后清醒后宜取半卧位，床上多翻身，只要体力允许，产后应该尽量早下床活动，并逐渐增加活动量。这样，不仅可增强肠蠕动的功能，促进子宫恢复，而且还可避免发生肠粘连、血栓性静脉炎、下肢血栓等。在产后 24 小时拔除尿管后就可起床活动促使恶露排出，促进体力恢复。产妇要注意在咳嗽、笑、下床前，用手及束腹带固定伤口部位。

3. 保持切口清洁

腹部手术切口一般术后 3 天换药，无特殊情况术后 7 天拆线，手术后 2 周内，要避免沾湿腹部的伤口，应该禁止全身的淋浴，而采用擦浴，之后可以淋浴。避免突然大笑、剧烈咳嗽等增加腹压的动作，必要时腹部扎紧腹带，用手压住伤口两侧，防止缝线断裂，伤口裂开。

4. 注意饮食健康

要忌食胀气食物。剖宫产术后约 24 小时，胃肠功能才会逐渐恢复，待胃肠功能恢复后，应该进食流食 1 天，如蛋汤、米汤，忌食牛奶、豆浆、大量蔗糖甜食、水果等胀气食物。肠道气体排通后，改用半流质食物 1～2 天，如稀粥、汤面、馄饨等，然后再转为普通饮食。

5. 尽早顺畅排尿

在拔除尿管后，要多喝水，稍有尿意就要试着去解小便。产妇第一次排尿可能会稍有不适，要多喝水，勤解小便，不适症状慢慢就会消失。还要注意排尿一定顺畅，产后不要憋尿，以免影响子宫收缩，引起子宫出血。如果一点点挤着尿就是膀胱功能没恢复好，需要重新插尿管，锻炼膀胱功能之后就可以顺利排尿了。

6. 观察产后出血及恶露情况

剖宫产比顺产更容易引起产妇产后出血。因为选择剖宫产常常由于孕妇有异常情况，剖宫产子宫有一大切口，切口本身会因为切口位置、大小、缝合以及有无感染等引起出血，而且剖宫产产妇腹部有切口，影响按摩子宫，影响子宫收缩，同时不利于早期发现产后出血。产后 24 小时应密切观察阴道出血及子宫收缩情况，发现出血较多，及时请医生协助诊治。剖宫产产妇恶露持续时间可能较长，应注意恶露颜色、排出量、气味，如恶露有臭味或伴有发烧、下腹痛等现象，通常意味着有感染，应及时治疗。应特别注意预防子宫切口感染，愈合不良，引起晚期产后出血的发生。

7. 观察子宫恢复情况

剖宫产产妇子宫恢复比正常产的产妇子宫恢复得要慢，主要表现为恶露持续时间较长，子宫下降速度较慢，但也有一定规律，如果早期发现异常，要及时处理。引起子宫恢复较慢的主要原因是：子宫下段切口的存在，影响子宫收缩；术后产妇卧床时间长，影响子宫复旧；手术影响产妇的休息和活动，饮食又受限制，腹部切口疼痛等均影响骨盆底肌张力恢复，进而影响子宫收缩。如果发现异常，应去医院检查治疗。

第二节　妊娠合并症及并发症孕产妇护理

一、贫血孕产妇护理

贫血是孕产妇最常见的症状。病情轻者，除面色略苍白外，无其他明显症状；病情较重者，则可有面黄、水肿、全身乏力、头晕、心悸、胃功能减退，呼吸短促等症状。

1. 主要症状

轻度产后贫血是指血色素在 80～100 克/升，患者可能出现容易疲劳、乏力、怕冷、抵抗力降低等症状，一般可以通过饮食来加以改善，必要时加服铁剂来纠正。患者平时应多吃一些含铁及叶酸较多的食物，如鱼、虾、蛋以及绿叶蔬菜、谷类等；中度产后贫血是指血色素在60～80克/升，患者症状明显，可有面色苍白、头晕、乏力、心慌、气短、注意力不集中、记忆力下降，患者除了注意改善饮食外，还需根据医生建议服用一些药物；严重贫血是指血色素低于60克/升，常常会严重影响患者的工作和生活，此类患者需要进行输血治疗。

2. 产生原因

（1）孕妇生理上的变化及成长中胎儿营养需要量增加，而摄入量不足，发生贫血的现象较未怀孕者普遍。妊娠中血液总量及红细胞产量都会增加，但血液总量的增加程度（主要是血浆量增加）比红细胞量多，血液造成稀释，怀孕后的血色素会比怀孕前下降，此所谓生理性的贫血，为正常现象。

（2）分娩过程及产后出血，可引起或加重产妇贫血。未怀孕时血色素最低值为12克/升，而怀孕的孕妇为11克/升。若怀孕时血色素在10～11克/升则归为轻度贫血，大多数孕妇经饮食治疗可以矫正，对孕妇及胎儿一般不会有不良反应。

3. 不良影响

产后贫血不利于哺乳。产妇产后发生贫血时，自身的营养得不到补充，身体虚弱的时候，也会引起乳汁分泌不足，同时乳汁的含铁量减少，影响宝宝对营养成分的吸收。贫血严重的产妇，母乳营养降低，常使宝宝营养不良，抵抗力下降，常使宝宝营养不良，抵抗力下降，进而引发宝宝腹泻及感染性疾病，影响宝宝体格及智力发育，对健康成长尤为不利。

产后贫血不利于产妇恢复。分娩消耗了产妇很多能量，造成产后身体虚弱，这种情况下，如果产妇又出现贫血的话，必定会导致产褥期延长，身体恢复减慢，甚至还会使产妇抵抗力下降，发生产褥期感染、发热等疾病。产妇在产后发生贫血会导致乏力、低热、虚弱、头晕，指甲、嘴唇及眼皮苍白，烦躁、忧郁、昏昏欲睡等症状，贫血严重的产妇还可能发生子宫复旧不良、子宫脱垂、产后内分泌紊乱、闭经等疾病。

4. 护理要求

贫血产妇要在医生指导下进行治疗。同时，家人和月嫂应加强对产妇的护理，叮嘱其多休息，适当活动以增加体力，避免劳累，保持乐观情绪，科学饮食。

治疗产后贫血，饮食疗法非常重要。蛋白质、铁、叶酸、维生素C、维生素B12、维生素B6等营养元素都要科学补充。蛋白质是构成血红蛋白的重要原料，贫血患者应多食用含蛋白质丰富的食物，如牛奶、鱼类、蛋类及豆制品等。含铁丰富的食物主要包括肝脏、肾脏、心脏、胃肠和海带、紫菜、黄豆、菠菜、芹菜、油菜、番茄、杏、枣、橘子等，民间也常用大枣、花生作为补血食品。B族维生素（维生素B12、叶酸）是红细胞生长发育所必需的物质，动物肝脏和瘦肉中含量较多，绿叶蔬菜等也含有叶酸，可多食用。

患贫血的产妇往往食欲不佳或消化不良，因此，要特别注意饮食的色、香、味，并在烹调上多花功夫，以促进产妇的食欲。下面介绍几例有效的食疗方案。

（1）瘦肉阿胶汤。猪瘦肉 100 克，阿胶 10 克。先将猪肉放砂锅内，加水适量，用小火炖至烂熟；加入阿胶炖化，调味后吃肉喝汤；隔日 1 次，连服 20 天。

（2）枸杞黑豆红枣汤。生猪骨（或羊骨、牛骨）250 克，枸杞子 15 克，黑豆 30 克，大枣 10 枚。加水适量一同煮至烂熟，调味后喝汤吃枸杞子、红枣、黑豆；每天 1 次，连服 15～30 天。

（3）芹菜煮鸡蛋。对治疗产后出血过多有一定效果。

（4）鸡蛋煮豆腐。对产后血虚有一定治疗作用。

（5）当归炖羊肉。羊肉（去脂肪）400 克，生姜 50 克，当归 10 克，炖熟食之，可辅助治疗产后出血、腹中虚痛及产后贫血等。

（6）木耳红枣汤。黑木耳 30 克，浸泡 30 分钟后捞出，与大枣 20 枚共煮汤，调入红糖适量服用。对产后贫血有辅助治疗作用。

（7）桂圆桑葚汤。桂圆肉 15 克，桑葚子 30 克，共入锅中加水煎煮，去渣取汁，调蜜饮，连用

10～15 日为一疗程，可辅助治疗产后贫血。

(8) 海参炖猪肝。海参 60 克泡发，猪肝 60 克，炖汤调味服食。每日 1 剂，连用 10～15 日，对产后贫血有辅助治疗作用。

(9) 大枣炖鹌鹑。鹌鹑 1 只，加入大枣 10 枚，黄芪 9 克，猪肝 50 克，共入锅中加水炖熟服食。每日 1 剂，连用 7～10 日为 1 疗程，可辅助治疗产后贫血。

(10) 蒸花生桂圆。花生米 15 克，桂圆肉 15 克，放碗中加水蒸食。每日 1 剂，连用数剂，治疗贫血有疗效。

(11) 花生大枣猪蹄汤。花生米 100 克，大枣 10 枚，猪蹄 2 只，放锅中加水煮熟，调入少许食盐，对治疗产后贫血有疗效。

二、妊高征孕产妇护理

妊娠高血压疾病简称妊高征，是妊娠期妇女所特有而又常见的疾病，是怀孕 5 个月后出现高血压、浮肿、蛋白尿等一系列症状的综合征，严重时会出现抽搐、昏迷甚至死亡，它严重地威胁着母胎生命安全，医学上称为“子痫”。大多数的妊娠高血压疾病会在分娩后的一段时间恢复正常，但也有一小部分人遗留终生的高血压疾病。研究发现，妊娠高血压或先兆子痫的妇女在以后的岁月中患高血压的概率会增加，有先兆子痫病史的妇女中风的概率是妊娠期血压正常妇女的 4 倍。有妊高征高危因素的妇女孕前及孕期预防非常重要，饮食是预防的重要方面，应进“三高两低”饮食，即高蛋白、高钙、高钾及低钠、低脂肪饮食，每日蛋白摄入量为100克，食盐控制量每日应5克以下。有助于预防妊高征。因此，孕妇应多吃鱼、肉、蛋、奶及新鲜蔬菜，补充铁和钙剂，少食过咸食物。积极、科学的产后护理是预防并发症和促进产妇恢复非常重要的环节。

1. 一般护理

(1) 合理休息。妊高征产妇比起一般产妇，更加需要充分而高质量的休息，尤其对中重度妊高征患者，因为产后还有病情加重甚至发生子痫的可能。需要保持室内安静、清洁、卫生、通风，绝对卧床休息。充足的睡眠可使患者的临床症状和体征消失或明显减轻，加快产后血压及各器官功能恢复。任何外来刺激均可诱发妊高征患者抽搐。

(2) 科学饮食。中重度妊高征患者应适当限盐，以每天3克左右为宜（轻度妊高征患者可不限盐，按常规进食盐量即可），多食优质高蛋白，并进食富含各种维生素和纤维素的“三高两低”食物，即高蛋白、高维生素、高纤维、低脂肪、低盐食物。

(3) 平衡心理。妊高征患者由于有血压增高、头痛、头晕等不适，故其心理压力较大，易恐惧。这种心理因素对胎儿的发育影响很大，对产后身体恢复也有不良影响，故消除患者心理紧张非常重要。另外，妊高征多发生于初产妇，她们缺乏生产经验和医学知识以及对自己的病情不了解，往往会产生一些不良心理变化。加强与产妇的沟通并注意沟通技巧，传授相关知识，取得产妇对护理人员的信任，积极配合各种治疗十分重要。护理人员和患者及其家属共同讨论如何护理，消除紧张，让产妇感到家庭的温暖和关心，使其心理负担减轻，了解相关知识及注意事项，让产妇做到心中有数，从而降低其焦虑和恐惧。产妇可以适度看看电视、听听音乐分散注意力，调节心情。

2. 特殊护理

(1) 环境要求。对病情较重的患者，室内要保持肃静，挂置适合患者的有色窗帘，降低照明强度，避免声光刺激，有利于患者休息和病情恢复。

(2) 专人看护。密切观察患者病情，并做好各种记录，防止产后病情加重。观察产后出血量，妊高征患者产后出血发生机会比正常产发生率高。

(3) 药物治疗。对于病情严重，出院后血压仍较高者，应遵照医嘱服用药物控制，一定要定期回医院复查。

三、糖尿病孕产妇护理

妊娠期间的糖尿病有两种，一种是妊娠期前已有糖尿病；另一种是妊娠前血糖正常，妊娠后才发现糖尿病。妊娠期糖尿病多数属于后者。因妊娠后胎儿对营养物质的需求增加，以及母体激素和代谢的变化，容易导致孕妇发生糖尿病，需用胰岛素来控制血糖。孕妇分娩后，由于产时消耗或术后禁食，进食量明显减少，再加上胎盘排出，使体内抗胰岛素的激素迅速下降，易产生低血糖。因此，产前应用胰岛素控制的糖尿病孕妇，产后 24 小时内胰岛素用量应适当减少，以后根据血糖水平调整胰岛素用量。孕妇产后应鼓励进食，并定时测尿糖、血糖、尿酮，遵医嘱正确及时应用胰岛素，以达到稳定血糖的目的。

妊娠糖尿病孕产妇营养需求与正常孕妇相同，只不过必须注意热量的摄取、营养素的分配比例及餐次的分配。

妊娠糖尿病孕妇分娩后饮食以清淡为主，不宜过咸过油，汤以素汤为主，少食排骨、骨头汤，忌奶油、猪油、黄油等动物性脂肪，少食多餐，控制甜食、水果及脂肪量高的食品摄入量，并增加膳食纤维。可以食用猕猴桃、阳桃、橘子、橙子、柚子等水果，以帮助宝宝健康发育；喝新鲜纯牛奶或冲饮糖分低的奶粉对妊娠糖尿病孕妇产后十分有益；应禁食甜面包、蛋糕等含糖量较高的食物及油炸、煎、熏等方法制作的食物。

妊娠糖尿病孕妇产后护理工作要注意餐次分配。餐次分配对维持血糖值平稳及避免酮血症之发生非常重要。一次进食大量食物会造成血糖快速上升，且母体空腹太久时，容易产生酮体，所以建议少食多餐。将每天应摄取的食物分成 5～6 餐，并在睡前应补充点心，以避免晚餐与隔天早餐的时间相距过长。糖尿病孕妇发生产后出血、产褥感染的发生率明显高于正常产妇，产后更应观察体温变化、出血量及恶露排出情况。

总之，妊娠糖尿病孕产妇要在医生的指导下，合理安排治疗和护理方案，以保证自身和新生儿的健康。

四、心脏病孕产妇护理

妊娠合并心脏病对孕产妇来说是严重的合并症，是导致孕产妇死亡的主要原因。由于妊娠，子宫增大，血容量增多，加重了心脏负担，分娩时子宫及全身骨骼肌收缩使大量血液涌向心脏，产后循环血量的增加，均易使有病变的心脏发生心力衰竭。妊娠合并心脏病，以风湿性心脏病最为常见，占80%左右，尤以二尖瓣狭窄最为多见。此外，还有先天性心脏病、妊高征心脏病、围产期心肌病、贫血性心脏病等，均是严重的妊娠合并症，在中国孕产妇死亡中占第二位。同时，由于孕妇长期慢性缺氧，容易导致胎儿宫内发育不良和胎儿窘迫甚至胎儿死亡。心脏病患者能否安全渡过妊娠、分娩关，取决于心脏功能，要高度重视此病，加强孕期监护，预防心力衰竭。

1. 妊娠期护理

(1) 加强孕期保健。定期产前检查或家庭访视，检查的次数和时间可按心脏功能的具体情况而定。同时接受心血管内科和产科高危门诊的共同监护，以了解心脏功能及胎儿情况，具体指导患者的饮食、生活、活动、药物、产检等。

（2）合理安排生活。限制体力活动，增加休息时间，保证休息环境安静，空气新鲜，每日至少保证睡眠10～12小时，保证每日午休时间，尽量取左侧卧位以增加心搏出量及保持回心血量的稳定。生活有规律，避免过度劳累，防止情绪过度激动。

（3）加强对胎儿生长发育情况的监护及孕妇心脏的监护。每次产前检查应仔细测量宫高、腹围，了解胎儿生长情况，如果发现胎儿宫内生长缓慢，要及时检查治疗。严密监护孕妇的心肺、体重和血压变化情况。孕妇及家庭成员应掌握自我监护技巧，如胎心音的测定、胎动计数的测定，了解胎儿宫内情况。孕妇若休息时心率大于110次/分钟，呼吸大于20次/分钟，半夜感到胸闷憋醒，需开窗呼吸新鲜空气，或者出现咳嗽、吐粉红色泡沫痰等症状，这些都是早期心力衰竭的表现，应立即去医院就诊。

（4）科学安排饮食。心脏病孕妇比一般孕妇更要注意营养的摄取。科学合理安排饮食，以确保胎儿有足够的营养；要控制体重的增加速度，使每周不超过0.5千克，整个孕期体重最好不超过10千克，以免增加心脏不必要的负担；要进食高蛋白、少脂肪、多维生素、多纤维素饮食；要限制钠盐摄入，每日食盐3～5克为宜，以防水肿；要按医嘱服用铁剂，以减少贫血发生危险。

（5）保持良好的心理状态。心脏病孕妇的精神状态与预后密切相关，医护人员应多鼓励和安慰患者，避免不良的精神刺激，耐心向孕妇及家属解释病情及讲解医院医疗设备及医护技术，尽可能消除顾虑，减轻恐惧感或焦虑程度，精神上给予支持，增加孕妇的安全感。此外，家人特别是丈夫的关心和照顾是必不可少的，要多关心、多陪护、多安慰，使孕妇能够保持一个愉悦的心情；孕妇也要多学习有关医学知识，有一个正确的态度，对自己充满信心，对未来充满希望。

2. 分娩期护理

临产及分娩是心脏承受负担最重时期，医护人员更应加强观察，细心照顾，帮助其改善心功能，尽最大可能维持心脏负担与心功能间的平衡，有条件的还要做心电监护，不断评估孕妇心功能状态，以促进心脏功能达到最佳状态。下面，介绍一下心功能分级，以增加孕妇和其亲人的医学知识。

心功能分级：Ⅰ级心脏病患者活动量不受限制，平时一般活动不引起疲乏、心悸、呼吸困难等；Ⅱ级心脏病患者体力活动受到轻度限制，休息时无自觉症状，但一般体力活动可引起疲乏、心悸、呼吸困难等；Ⅲ级心脏病患者体力活动明显受限，小于平时一般活动即可引起疲乏、心悸、呼吸困难等症状；Ⅳ级心脏病患者不能从事任何体力活动，休息状态下即可出现心衰症状，体力活动后加重。对心功能Ⅰ级孕妇，如果无其他异常情况可阴道分娩，心功能Ⅱ级及以上的孕妇多选择剖宫产，心功能Ⅲ级、Ⅳ级的心脏病患者不主张妊娠。

第一产程：绝对卧床休息，取半卧位或左侧半卧位以减轻心脏负担，环境宁静舒适。专人陪伴护理，给予安慰及鼓励，消除其紧张情绪，可按医嘱给予哌替啶等镇静剂，以保证情绪的稳定。持续氧气吸入，以防母儿缺氧状态，并有助于提供安全感。严密观察产程进展，充分利用产程图进行产程的监护及母儿情况监测，每 15 分钟测一次血压、脉搏、呼吸、心率，尤其注意在宫缩时对心脏功能的监测，以便早期发现心衰的先兆症状。预防感染，给予应用抗生素，以防创伤感染诱发亚急性心内膜炎。

第二产程：严密观察心脏功能，以便早期发现心衰的先兆症状，积极控制。宫口开全后，尽量缩短第二产程，避免与减少产妇屏气用力，及时手术助娩，减轻心脏负荷，同时做好抢救新生儿的准备。疼痛会增加心血管的压力，因此应始终陪伴孕妇，宫缩时指导孕妇做深呼吸、腹部按摩、张口哈气等以协助孕妇减轻疼痛，有条件者可以无痛分娩。胎儿娩出后立即在产妇腹部放置 1 千克的沙袋，避免因子宫收缩及腹压骤减血液突然向内脏血管回流而致回心血量急剧减少诱发心力衰竭。并按医嘱立即注射镇静剂（哌替啶或吗丁啡）使产妇很好休息。

第三产程：为避免有力的子宫收缩而致回心血量增加，除有产后大出血外，尽量不用子宫收缩剂，必要时可用少量缩宫素肌肉注射，但禁用麦角新碱。若发生产后出血，可遵医嘱输血、输液，并严格控制输液、输血的速度。

3. 产褥期护理

（1）加强观察和治疗。产后24小时内是心脏负担较重的时期，应加强观察早期心力衰竭症状；严密观察预防感染，严密观察子宫收缩，阴道出血量，以及早期心力衰竭的症状；按医嘱继续使用抗生素，定时检查血象；注意保暖，防止呼吸道感染；做好会阴护理。

（2）保证休息和心情稳定。产后3天特别是产后24小时内应绝对卧床休息，以后采用渐进式增加日常活动，充分休息与睡眠可以有效地防止心力衰竭的发生。要避免一切引起情绪波动的刺激，必要时给予镇静剂。

（3）科学饮食。饮食宜清淡，防止发生便秘，可适当地应用缓泻剂，避免用力排便而引起心力衰竭。

（4）正确母乳喂养。鼓励并指导正确执行母乳喂养过程，心功能Ⅲ级及以上产妇不宜母乳喂养新生儿，应给予退奶；指导家属采取人工喂养，在产妇心功能允许的条件下，指导其参与哺乳新生儿的护理活动。

（5）做好产后复查。为保证产妇出院后的健康，医护人员应确定产妇及亲属能够掌握如何识别早期心力衰竭的临床表现，产妇回家后能及时发现异常情况，及时就诊。产妇要按医嘱定期随访，以便及时得到医生正确指导。

(6) 维持良好的心功能状态。医护人员要与产妇及亲属共同制定产妇的休息、饮食、卫生、活动等计划，并要求产妇和亲属严格执行。产妇回家后要注意休息、保暖，避免劳累和上呼吸道感染等；产妇要遵医嘱合理用药，维持良好的心功能状态。

总之，产妇的亲属特别是丈夫要切实负起责任，在医护人员的指导下做好护理工作，保证产妇的身心健康，促进新生儿健康成长。月嫂在护理心脏病孕产妇的过程中更要精心，熟练掌握有关知识和护理技术，遇到情况要及时建议孕产妇去医院检查治疗。

第五章　高危新生儿护理

第一节　高危新生儿概述

一、高危儿概念

高危儿是指在胎儿期、分娩时、新生儿期受到各种高危因素的危害，日后可能发生残障，如运动障碍、智力低下、语言障碍、癫痫、多动、学习困难、自闭、行为异常等症状的婴儿。经常遇到的高危因素有以下几种。

在胎儿期，母亲早期先兆流产、中晚期有妊高征、贫血、胎儿宫内窘迫、胎儿宫内发育迟缓、胎盘发育不良、前置胎盘、胎盘早剥离、脐带异常（脐带过短、脐带扭曲成麻花状等）、羊水量过少、羊水早破、羊水污染等疾病，孕期接触放射线、有害化学物质或药物、孕期感染等。

在分娩期，产时有胎儿窒息、脐带绕颈、缺氧、难产、产伤、剖宫产等。

在新生儿期，早产和出生体重过低、缺氧缺血性脑病、颅内出血、新生儿黄疸、新生儿肺炎、感染性疾病、寒冷损伤等。

二、高危儿范围

只要满足以下任何一项高危因素则视为高

危儿：

1. 有脑瘫家族史、家族遗传病史。

2. 高龄产妇：分娩时母亲年龄大于或等于35岁。

3. 低龄产妇：分娩时母亲年龄小于16岁。

4. 孕期中度、重度妊娠高血压综合征（舒张压大于或等于100毫米汞柱）。

5. 孕期子痫。

6. 孕期孕妇感染：发热（怀孕3月内，体温38℃以上持续3天）、腹泻及其他感染表现。

7. 本次妊娠有先兆流产、保胎治疗。

8. 自然流产大于或等于3次。

9. 妊娠次数大于或等于4次。

10. 孕期并发的疾病：高血压、肝炎、糖尿病、贫血、甲状腺肿大、心脏病、癫痫、自身免疫性疾病及其他疾病。

11. 孕妇接触有害理化因素：腹部放射线、有毒化学物品、高压线、造纸厂、水污染等。

12. 孕妇使用药物：对胎儿有毒性的药物（链霉素、卡那霉素、庆大霉素、红霉素、氯霉素、磺胺类抗生素、激素、抗过敏药、镇静安定药、解热镇痛药、维生素类药、抗滴虫药、麻醉剂）。

13. 孕妇本身智力低下、发育畸形。

14. 孕妇有既往围产期死胎、死产史。

15. 早产：孕期小于37周。

16. 过期产：孕期大于42周。

17. 低出生体重：小于2500克。

18. 高出生体重：大于或等于4000克。

19. 生产过程中出现下列情况：胎盘早剥、胎位不正（脚先露、臀先露、枕横位）、胎膜早破。

20. 脐带绕颈、打结、细小。

21. 胎盘老化、钙化、梗塞。

22. 羊水过多、过少、Ⅱ或Ⅲ污染（Ⅱ度：羊水污染呈深绿色较稠，混浊；Ⅲ度：羊水呈黄绿色，黄棕色，黏稠）。

23. 窒息：新生儿出生时窒息时间大于或等于5分钟，或5分钟Apgar评分小于或等于5分。被诊断为缺氧缺血性脑病。

24. 病理性黄疸：被诊断为核黄疸，或黄疸出现时间在出生24小时内，或黄疸持续时间大于等于2周时间（母乳性黄疸除外）。

25. 新生儿期出现颅内出血。

26. 新生儿期出现感染发热和抽搐，或者高热持续2天以上。

27. 新生儿期出现持续低血糖：新生儿不进食时间大于或等于12小时。

28. 新生儿期出现青紫、呼吸差、吸吮差、反应差。

29. 多胎妊娠新生儿。随着新生儿医学的发展，越来越多的新生儿疾病能够得到及时有效的治疗，但这部分新生儿治愈后将来智力及身体发育怎样？会不会留下智力低下、肢体运动障碍等后遗症？新生儿期的疾病对将来孩子成年后会有远期负面影响吗？作为孩子的父母和家人，怎样观察和护理高危儿？如何才能及时发现宝宝的异常表现？怎样获得医生的帮助？怎样做才能使自己的小宝宝健康成长？这些是孩子的父母亲和医生共同关心的热点问题。医护人员、月嫂和孩子父母不仅有责任帮助高危儿战胜疾病，而且更应该为孩子体格和智力的健康成长付出自己的爱心，做出不懈的努力。

生儿育女是父母们的终身大事。通过本章我们学习到了影响新生儿健康的各种危险因素，父母们要引起高度重视，切不可有丝毫的掉以轻心、丝毫的麻痹大意。父母们要多学习科学育儿知识，改掉不良生活习惯，做好怀孕前的一切准备，并在怀孕过程中科学护理，生一个健康聪明的宝宝。这不仅是父母一生的幸福，也是孩子一生的幸福。

第二节　常见高危新生儿护理

一、早产儿护理

早产儿是指妊娠28周至不足37周分娩的新生儿，体重一般不足2500克。早产儿的内脏器官发育不成熟，从母亲体内得到的营养物质储备不足，免疫抗体也少，因此生活能力低下，容易得病。

1. 护理要求

早产儿抵抗力低，护理应注意隔离，凡与早产儿接触者均应洗净双手，穿洁净衣裤。食具必须专用，可煮沸消毒。患病者严禁接触早产儿。

早产儿生活能力差，随时可发生变化，故应细心观察。宜让其静卧少动，注意保持呼吸道畅通，发现口咽部有分泌物阻塞时，要尽快吸出。出现呼吸困难或青紫时，应及时给氧。注意氧气浓度不应超过30%～40%，间歇输氧，症状消失即应停用。必要时可在哺乳前后给氧数分钟。避免长时间输入高浓度氧，以防引起眼睛晶状体后纤维组织增生及破坏红细胞，加重贫血及生理性黄疸。

早产儿对体温调节能力差，应采取有效的保温措施。分娩前应做好准备，出生后立即开始保温。室温以24～26℃为宜，相对湿度在55%～65%，保温方法可因条件而异，使体温保持在36.5～37℃。凡体重在2000克以下者，应入暖箱。也可包裹棉被并加放热水袋或热水瓶（水温以50℃为宜）。换尿布等清洁护理时动作要迅速，尽量减少暴露身体，以免受凉。

2. 喂养要求

这是早产儿护理的重点。早产儿出生时肝糖原储备少，应指导母亲按新生儿需求，日夜哺喂，一昼夜不应少于10～12次，尽可能母乳喂养，吸吮力弱的小儿，可将母亲的乳汁挤在杯中用滴管喂养。早产儿吸吮能力差，吞咽反射弱，贲门括约肌松弛，胃容量小，容易溢奶及呕吐，甚至呛入气管。每次喂乳后应密切观察数分钟，如有呕吐或青紫，应及时吸出呕吐物，必要时吸氧。缺乏吸吮能力的早产儿，可用滴管喂乳或鼻饲。如消化好，大便正常，可逐渐增加奶量。每日每次可增加5～8毫升，用滴管喂养者，开始每次可4～8毫升，每隔2小时一次，以后视消化能力而逐渐增添，有吸吮能力后改用小奶头喂奶。

早产儿对脂溶件维生素A、维生素D、维生素K等吸收能力较差，出生后前3天应补充维生素K并长期补充维生素C，预防出血，降低血管脆性。出生后5天左右可补充复合维生素B；第2周开始每日补充维生素D1000单位；一个月后加用铁剂，每日每千克体重0.4毫克。

3. 其他注意事项

仔细观察其皮肤黄疸、呼吸等情况，如发现精神差，吃奶无力、鼻塞等现象应快到医院就诊。

做好消毒隔离，环境空气要清新，避免过多人探视，更不可随便让人亲吻，餐具注意消毒，防感染疾病。

早产儿如无发热或病情危重、体重大于等于2500克者，均应及早接种第一针乙肝疫苗及卡介苗，而卡介苗则必须在早产儿体重达2500克后再接种。

二、胎儿窘迫出生后护理

胎儿在宫内有缺氧征象危及胎儿健康和生命者称为胎儿宫内窘迫。胎儿宫内窘迫是一种综合症状，是当前剖宫产的主要适应证之一。胎儿窘迫主要发生在临产过程中，也可发生在妊娠后期。发生在临产过程者可以是发生在妊娠后期的延续和加重。

胎儿宫内窘迫是胎儿围产期死亡及新生儿神经系统后遗症的常见原因，占围产儿死亡原因的首位。胎儿窘迫时间过长会导致大脑缺血缺氧综合征，引起一系列的神经精神症状，严重地影响到孩子身体及以后的生活。家长应了解新生儿病理特点，合理评估新生儿愈后状况，采用最合适的方法对患儿进行护理、监测、训练，以改善患儿预愈后状况，使其能够健康成长。

1. 围产期保健

围产期，是指怀孕 28 周到产后 1 周这一分娩前后的重要时期。围产期保健的目的是降低婴儿及母亲的发病率和死亡率。围产期保健是指产前、产时和产后的一段时间内，对母亲、胎儿和新生儿进行一系列的保健工作，使母亲健康和胎儿、新生儿的成长发育得到很好的保护。

2. 分娩后护理

（1）清理呼吸道。胎儿头娩出后，立即用挤压法清除鼻咽部黏液及羊水，断脐后将新生儿仰卧放于抢救台上，继续用吸痰管吸出呼吸道的羊水和黏液，若为重度窒息或羊水中混有胎便、黏稠者，可急行气管插管，直视下清理呼吸道。

（2）建立呼吸。在呼吸道通畅的基础上进行人工呼吸，同时吸入氧气。在紧急情况下，可采用口对口人工呼吸。重度窒息者，经气管内插管吸净羊水、黏液后，加压给氧。呼吸建立后，仍应注意观察新生儿呼吸，这时容易发生呼吸障碍，出现呼吸暂停等情况，要引起高度重视，及时采取治疗措施。

（3）恢复循环。新生儿若娩出后无心跳或心跳微弱，应立即行胸外心脏按压，按压胸骨中部，90次/分钟，每按压3次，停顿1次，让新生儿通气1次，按压时动作轻柔，防止胎儿肋骨骨折。

（4）缓解酸中毒症状。新生儿有严重代谢性酸中毒的情况下，在气管插管的同时，行脐静脉注射，用5%碳酸氢钠10毫升经脐静脉缓缓注入，可以缓解胎儿代谢性酸中毒，促使胎儿呼吸恢复，必要时可用纳洛酮0.1毫克/公斤缓缓注入。

（5）保温。保温对高危儿尤为重要，环境温度过低，新生儿代谢增加，身体耗氧量增加，增加新生儿缺氧。因此，胎儿娩出后，迅速擦干胎儿身上的羊水，减少体表散热，注意保温，室温控制在30～32℃，防止体温不升及患硬肿症。

（6）观察代谢情况。患儿易出现高血糖、低血糖、高血钠、低血钙、酸中毒、高胆红素血症等情况，医护人员要密切观察，及时采取措施。

（7）预防出血。患儿容易发生脑室周围和脑室内出血、肺出血等情况，出生后要安静，及时给予预防治疗，注意观察患儿表现，早期发现异常表现，及时救治。

（8）预防感染。感染是此类高危儿常见的疾病，几乎全身各处均可发生感染，如耳、鼻、喉、眼、口腔、脐带、肺部、胃肠道等处，因此对患儿的护理应更加细心和专业。对新生儿皮肤、脐部、口腔黏膜、眼部等部位的护理应注意消毒，动作轻柔，避免损伤。

3. 早期干预

家长要在医护人员的指导下，尽早给予丰富的良好环境刺激及进行各种功能练习，能促使高危儿受损的脑细胞逐渐康复。这样做有希望使患儿跟上正常儿童的体格、智力发育。首先要帮助高危儿提高视觉、听觉、触觉等感知能力，熟悉各种生活用品、颜色和图形，识别大小、长短、上下、高低、前后、左右等，并有意识地锻炼婴幼儿的记忆力。

“刺激”可以促进感觉器官的发育和功能的完善，可以促进脑细胞的发育，加强脑细胞之间的联络，提高反应的灵敏程度，从而促进智能的发展。新生儿各种感觉器官和神经系统已经发育得相当好，对外部的刺激有快的反应，如饥饿、寒冷、疲倦时就可能不安静或啼哭。心理学家说，孩子的条件反射出现得愈早、愈多、范围愈广，说明孩子心理发育和智力发展越好。要建立更多的条件反射，就必须为孩子提供充足的刺激来源。

（1）视觉训练。宝宝喜看鲜艳的颜色，可用一个红球吊在他眼前，吸引他两眼注视，并可缓慢移动红球，使宝宝两眼随红球方向转动。

（2）听觉训练。用铃在宝宝耳边轻轻摇动，孩子听到铃声头会转向铃铛响方向。如孩子正在哭，会立即停止哭闹。还可经常播放些抒情音乐，既训练了听觉，又可陶冶孩子的性格。

(3) 触觉训练。当乳头触到宝宝的嘴边，他便会做吸吮的动作；如果碰到鼻子，宝宝会把头避开；抚摸他的皮肤，他会露出舒适的微笑。

(4) 发音训练。要经常和孩子讲话，虽然孩子听不懂，但听到父母的讲话声、笑声，孩子会感到舒畅、愉快、逐渐会分辨出父母和生人。

(5) 抓握训练。把有柄的玩具放在孩子手中，让孩子练习抓握。

由于高危儿先天发育不足，身体虚弱，尤其应该加强运动能力练习。出生后不久，就可以翻身趴着，由专人看管，随时调整体位；生后 1 个多月时，可以两手撑着床，把头抬高锻炼颈背部肌肉 5～10 秒，每天 1～2 次。慢慢地还可以锻炼活动四肢，让他趴在床上，用手顶住孩子的小脚，帮助他在床上爬，给宝宝做做体操。以上训练，均以每次不超过 2 分钟为宜，根据宝宝身体状况和反应及时调整，不要使孩子疲劳。

每对夫妇都希望生一个健康活泼的宝宝，但仍有部分新生儿出生时会出现危重情况，或出生当时情况并不一定危重但将来可能发生危重情况。父母们一定要引起高度重视，学习和掌握科学育儿知识，做好孕前的准备、孕期保健和产后的护理工作，为孩子的健康成长营造一个良好的环境。

防病于未然。随着现代医疗技术的发展，越来越多的高危儿能得到系统、有效的科学指导、护理和治疗。许多经济、有效、容易开展的检查项目和帮助高危儿体格及智力发育的技术越来越多地应用于儿童保健和儿科临床领域。常见的检查项目有：NBNA（新生儿 20 项神经行为评估）、听力筛查、视力筛查、52 项神经运动检查、智力测评、气质测评、体格检查、微量元素检查、膳食分析等。有利于高危儿体格及智力发育的技术包括：早期干预指导、早期教育课程、婴儿游泳、康复训练、药物治疗以及根据神经心理发育而进行的运动、语言、认知等方面的培训。

医护人员、月嫂和孩子父母不仅有责任帮助高危儿战胜疾病，而且更应该为孩子体格和智力的健康发育付出我们的爱心，做出不懈的努力。让我们共同祝愿所有小宝宝拥有一个光辉灿烂、前程似锦的明天。

第六章　家庭医生

第一节　产妇疾病预防

一、预防产后出血

胎儿娩出 24 小时内阴道出血量超过 500 毫升者，称为产后出血。产后出血是产科常见而又严重的并发症，居产妇死因首位。失血还可以引起贫血、休克、肾功能衰竭、感染和垂体缺血坏死等，对产妇身心健康造成极大的危害。产前监护筛选出高危产妇，如有既往产后出血史、经产妇、双胎、前置胎盘等情况，应及时采取相应的预防措施。胎儿娩出后立即发生阴道流血应考虑软产道损伤。胎儿娩出后数分钟出现阴道流血常与胎盘因素相关。胎盘娩出后的出血多为子宫收缩乏力或胎盘胎膜残留。持续性的阴道流血，无血凝块为凝血功能障碍。阴道流血不多，但产妇失血表现明显，伴阴道疼痛，应考虑隐蔽性软产道损伤，如阴道血肿。80%产后出血多发生在产后 2 小时之内，因此产后 2 小时内应严密观察产妇的生命体征、宫底高度和阴道流血等情况。

1. 产后出血原因

产后出血除根据出血量进行诊断外，还应对病因做出明确的诊断，这样才能做出及时和正确的处理。

（1）宫缩乏力。这是引起产后出血最常见的原因，占产后出血总数的70%～80%。应警惕有时胎盘虽已排出，子宫松弛，较多血液积聚于宫腔中，而阴道出血量较少。但产妇出现失血过多症状，所以产后除密切注意阴道流血量外，还应注意子宫收缩情况。产后子宫复旧过程有一定规律，一般产后1小时，子宫会先下降至肚脐处，大约维持24小时后，以后每天会下降约一指幅，一般妇女于产后10天以后，已经可以收缩得很好，此时子宫已进入骨盆腔，无法再经由腹部触摸到。另外，母乳喂养会释放缩宫素，可促进子宫收缩，减少产后出血。

阴道流血量目测估计远少于实际失血量，故必须用接血盘收集测量。分娩前有宫缩乏力表现，胎盘娩出过程和娩出后出血过多，诊断应当无困难，但要警惕前述隐性产后出血及可能与产道裂伤或胎盘因素同时存在。

（2）软产道裂伤。外阴、阴道、宫颈及阴道穹隆的撕伤常引起产后出血。宫颈裂伤多在两侧，也可能呈花瓣样。若裂伤较重，波及宫颈血管时，则会产生大量出血。宫颈裂伤个别产妇可裂至子宫下段。阴道裂伤多在阴道侧壁、后壁和会阴部，多呈不规则裂伤。若阴道裂伤波及深层组织，由于血管丰富，可引起严重出血。此时宫缩如果良好，阴道检查可明确裂伤的部位及裂伤的严重程度。按会阴裂伤的程度可分为三度。Ⅰ度裂伤，是指会阴皮肤及阴道入口黏膜撕裂，未达肌层，一般出血不多。Ⅱ度裂伤，是指裂伤已达会阴体肌层，累及阴道后壁黏膜，甚至阴道后壁两侧沟向上撕裂，裂伤可不规则，使原解剖组织不易辨认，出血较多。Ⅲ度裂伤，是指肛门外括约肌已断裂，甚至阴道直肠隔及部分直肠前壁有裂伤，此情况虽严重，但出血量不一定很多。

（3）胎盘因素。胎盘剥离不全及剥离后胎盘滞留宫腔，临床上可见于子宫收缩乏力，胎盘未能娩出而出血量多。胎盘嵌顿则可发现子宫下段出现狭窄环。胎盘部分与宫壁粘连易发生剥离不全，且滞留的胎盘影响子宫收缩，剥离胎盘部位血窦开放出血，全部粘连者胎盘未能按时剥离排出，直至徒手剥离胎盘时，发现胎盘较牢固地附在宫壁上始能做出诊断。部分胎盘植入可发生未植入的部分剥离而出血不止，往往与胎盘粘连相混淆，当徒手剥离胎盘时，发现胎盘全部或部分与宫壁连成一体，剥离困难而确诊。胎盘残留往往是在胎盘娩出后例行仔细检查胎盘、胎膜是否完整时，发现胎盘母体面有缺损或胎膜有缺损而边缘有断裂的血管，则表示有胎盘组织或副胎盘的遗留，可做出诊断。

（4）凝血功能障碍。孕前或妊娠期已有易于出血倾向，胎盘剥离或产道有损伤时，出现凝血功能障碍。

2. 产后出血的预防

（1）做好产前监护。这是预防产后出血的重要手段。妊娠期加强健康教育，提高孕妇的孕期保健意识，定期接受产前检查，教会孕妇自我监测技能，及时治疗高危妊娠，对高危妊娠者如妊高征、肝炎、贫血、血液病、多胎妊娠、羊水过多、前置胎盘、有急产史等孕妇应提前入院待产。临产前医护人员应主动给予孕妇关爱与关心，使其增加安全感，鼓励孕妇说出内心的感受，针对孕妇及家属的疑问与焦虑，护理人员在护理照顾时应给予充分解释，将评估孕妇及胎儿的状况及时告诉孕妇及家属，鼓励孕妇更好地配合观察和护理，严密观察并记录患者的意识状态、皮肤颜色、血压、脉搏、呼吸及尿量，及时发现出血多的征象，为患者提供安静的环境，保持平卧、保暖，保证抢救工作有条不紊地进行。对有出血多征象产妇遵医嘱给予及时有效吸氧，并观察疗效，如面色、指甲是否红润，呼吸是否平稳，及血压的波动情况，同时立即急查血型并配血，精确测量出血量并做详细记录，做好输血准备。

（2）促进子宫收缩。可根据情况采取直接按摩子宫，缩宫素静注或直接宫体、宫颈或肌内注射，出血停止和休克纠正后，应安慰产妇，鼓励并协助产妇进食。同时密切观察产妇的血压，脉搏，宫底的高度及阴道流血量。

（3）做好剖宫产手术准备。医护人员必须做好剖宫产手术患者术前、术中、术后的观察与护理，还应观察有无腹腔出血的表现。产科弥散性血管内凝血（DIC）亦常引起产后大出血，产科弥散性血管内凝血常见的病因为羊水栓塞、妊娠高血压综合征、胎盘早剥、死胎等。因此，护理人员应该做好产前产时产后的监测，及时发现导致产后出血的高危因素。及时予以恰当的预防和治疗，对减少产后出血有重大意义。

二、预防产褥感染

产褥感染是指分娩时及产褥期生殖道受病原体感染，引起局部和全身的炎性反应，是产妇死亡的四大原因之一。

产褥感染的来源有两种：一是自身感染，正常孕产妇生殖道或其他部位寄生的病原体，当出现机体的抵抗力下降等诱因时可致病。二是外来感染，由产妇接触被污染的衣物、用具、各种手术器械、物品等造成感染。感染的诱因是产妇全身以及生殖道的防御能力下降，均可成为产褥感染的诱因。感染发生后的反应程度、范围与产妇的全身抵抗力以及侵入的细菌种类、毒力有关。一般感染症状出现在产后 3～7 天。血栓性静脉炎则常在 7～14 天后出现症状。症状的轻重、病变的程度不同，依据不同部位的感染，如外阴、阴道和子宫颈炎，多数仅表现为局部症状，伤口红肿、疼痛甚至切口化脓。子宫内膜炎、子宫肌炎及盆腔结缔组织炎，既出现局部症状，恶露增加，子宫复旧延缓，又出现全身感染症状，寒战、高热，白细胞计数显著升高。当发生腹膜炎、血栓性静脉炎时则以全身症状明显。

1. 产褥感染类型

根据病原体的种类、侵入部位及机体的防御能力不同，产褥感染会有各种不同的临床表现，分为不同的类型。

（1）急性外阴、阴道、宫颈炎。常表现为局部灼热、疼痛、下坠感，脓性分泌物刺激尿道口，出现尿频、尿痛、伤口缝线处可有脓性分泌物流出。阴道与宫颈感染表现为黏膜充血，溃疡脓性分泌物增多，产妇可有轻度发热、畏寒等全身症状。

（2）急性子宫内膜炎、子宫肌炎。轻者表现为低热，恶露量多、混浊有臭味，下腹疼痛，宫底压痛、质软。重者出现寒战、高热、头痛、白细胞增多，下腹压痛明显，表现为全身症状重而局部症状和体征不明显。

（3）急性盆腔结缔组织炎、急性输卵管炎。患者出现持续高热，伴寒战，全身不适，子宫复旧差，出现一侧或两侧下腹部疼痛和压痛。妇科检查发现宫旁结缔组织增厚，并有触痛，急性输卵管炎可触及增粗的输卵管或形状不规则的包块。

（4）急性盆腔腹膜炎。患者出现全身症状及腹膜炎症状和体征，如高热、恶心、呕吐、腹胀、腹部压痛、反跳痛、腹肌紧张等。

（5）血栓性静脉炎。来自胎盘剥离处的感染性栓子经血行传播，引起盆腔血栓性静脉炎。患者多于产后1～2周继子宫内膜炎后出现反复发作寒战、高热，持续数周。下腹血栓性静脉炎表现为下肢水肿，皮肤发白和疼痛。小腿深静脉栓塞时可出现腓肠肌及足底部疼痛和压痛。

(6) 脓毒血症、败血症。这是由感染血栓脱落进入血液循环所引起的，可能出现肺、脑、肾脓肿或肺栓塞。当侵入血液循环的细菌大量繁殖引起败血症时，出现严重全身症状并伴有感染性休克症状，如寒战、高热、脉细速、血压下降、呼吸急促、尿量减少，可能危及生命。

2. 护理措施

(1) 预防为主。妊娠期要加强孕期保健，增强体质，保持良好的个人卫生习惯，做好健康指导。分娩期要注意环境清洁消毒，严格防止交叉感染。尽量减少肛门检查的次数，助产者必须严格遵守无菌技术，不轻易做阴道检查，需要做阴道检查或手术助产时严格执行无菌操作。严密观察并正确处理产程，防止产程延长。胎膜早破者应做好胎膜早破的护理。软产道撕裂应及时缝合，避免产后感染的发生。产褥期要保持外阴清洁，加强会阴护理，由于分娩后宫颈松弛、宫腔创面大、阴道黏膜擦伤以及会阴侧切伤口等，都为细菌侵入创造了条件，产后妇女会阴部易发生感染，并上行引起宫内感染或泌尿系感染。所以强调保持产妇外阴清洁，预防感染，促进局部伤口愈合。每日用1∶5000高锰酸钾溶液冲洗外阴两次。指导产妇便后养成良好的卫生习惯，注意由前向后清洗的原则，防止来自肛门的污染，并且及时彻底洗净双手。建立良好的个人卫生习惯，勤更换会阴垫，使用过的清洁会阴用物应及时清洗和消毒，做好隔离预防工作。产后10天内不宜坐浴。指导产妇做好口腔、皮肤、乳房的护理，教会产妇识别产褥期感染发生的征象，如恶露异常、腹痛、发热等，如有异常情况及时就诊检查。早期应用抗生素预防感染。保证产妇得到充分的休息和睡眠时间，必要时按医嘱给镇静剂。

采取半卧位或抬高床头，可促进恶露引流，使炎症发生在局部，防止感染全身扩散。发热的产妇出汗多，应勤换衣服、床单。房间注意通风换气，每日两次。通风时注意给产妇保暖，防止对流风直接吹向产妇。高热病人做好口腔护理，晨起、睡前、餐后协助病人漱口，保持口腔卫生，防止口腔炎，影响食欲。指导产妇哺乳前、便后洗净双手。

（2）科学饮食。产妇要注意摄取营养，增强体质，高热量、高蛋白质、高维生素易消化的食物，有助于增强身体免疫力促进伤口愈合和预防感染；要以流食或半流食为主，注意摄入足够的液体（每天3000毫升），防止高热、出汗引起的脱水。若因呕吐、腹泻造成体液、电解质失去平衡，仅仅靠饮食不能补充的，则应按医嘱给予静脉补液治疗，防止水、电解质平衡紊乱。

（3）控制感染。严密观察体温，并做好病情观察和记录，包括生命体征，恶露量、颜色、气味及性状，子宫复旧情况，会阴伤口愈合情况等。保证产妇获得充分休息和睡眠，促进身体体力和精神的恢复。卧床休息取半卧位，以利于炎症局限和恶露的排出。体温过高超过 39℃以上者，应给予物理降温，鼓励产妇多饮水。必要时遵医嘱静脉补充液体，以维持机体水、电解质平衡。做好细菌培养及药物敏感试验。遵医嘱应用敏感、足量、高效抗生素，有效控制感染。必要时配合医生做好清宫术、脓肿引流术的准备和术后护理。

（4）减轻疼痛。向产妇解释疼痛的原因，同情、关心、安慰产妇，配合治疗使炎症得到控制。保持外阴清洁干燥，每日 2 次擦洗外阴。外阴水肿者，局部用 50％硫酸镁湿热敷，并取健侧卧位。下肢血栓性静脉炎患者嘱其抬高患肢，局部保暖并给予热敷，以促进血液循环，减轻肿痛。

（5）心理护理。产妇由于有发烧、腹痛、出血多等不适，心理压力较大，易恐惧、烦躁，对疾病治疗没有信心，及时消除患者心理紧张非常重要。医护人员要让产妇及家属了解产褥期感染的常见原因、治疗的方法、目的及治愈过程的一般知识，减轻焦虑，鼓励产妇树立战胜疾病的信心；为婴儿提供良好的照顾，提供母婴接触的机会，减轻其焦虑；鼓励家属为产妇提供良好的支持、关心和爱护，营造一个良好的环境。

三、预防产后中暑

产褥中暑是指产褥期内产妇在高温环境中，体内余热不能及时散发，引起中枢性体温调节功能障碍的急性热病，表现为高热，水、电解质紊乱，循环衰竭和神经系统功能损害等。本病起病急骤，发展迅速，处理不当容易遗留严重的后遗症，甚至死亡。

1. 产后中暑原因

产褥期产妇一般体质较为虚弱，当外界气温超过35℃时，机体靠汗液蒸发散热。而汗液蒸发需要空气流通才能实现。但旧风俗习惯怕产妇“受风”而要求关门闭窗，产妇深居室内，包头盖被，穿长袖衣、长裤，紧扎袖口、裤脚，使居室和身体小环境处在高温、高湿状态，严重影响产妇出汗散热，导致体温调节中枢功能衰竭，在高温、高湿、通风不良的情况下，往往容易导致产后中暑。产后中暑后，患者体温升高、脉搏和呼吸加快，面红不出汗，皮肤干热，全身起痱子或出汗而体温不下降。

在夏季分娩的体质虚弱产妇，如果产后经常处于高温、高湿、不通风的环境中，很有可能体温调节中枢发生功能障碍而中暑。体温可骤升而高达40℃以上，产妇面色潮红，皮肤变干燥，有汗疹，出现呕吐、腹泻、谵妄或昏迷，随后面色转苍白、脉搏细速、血压下降、瞳孔缩小，终因虚脱而呼吸循环衰竭。即使抢救脱险，也可能由于中枢神经损伤而有严重后遗症。

2. 预防和治疗措施

家人和月嫂应了解产褥中暑的临床表现，根据中暑不同程度进行不同处理，学会家庭应急处理。

（1）中暑先兆。发病急骤，发病前有短暂的先兆症状，如出现口渴、头晕、多汗、心慌、恶心、胸闷、四肢无力等称中暑先兆。此时，如能早期发现，并能立即宽衣解带，更换被汗水湿透衣服，遮挡强烈的日光，将产妇移至通风凉爽处，用报纸或扇子给产妇扇风，加速空气的流动，补充水和盐等，症状常常可迅速改善。如不及时解救，则病情必然进一步恶化。

（2）轻度中暑。中暑先兆症状未被发现或未能得到及时处理，产妇体温开始迅速升高，达 38℃以上，随后出现面色潮红、胸闷、头晕、脉搏增快、呼吸急促、口渴，痱子布满全身。或出现四肢湿冷、面色苍白、血压下降、脉搏增快等表现。此时患者病情已经相当严重了，应立即将产妇移至通风阴凉处，并解开或脱掉衣服，可以用报纸或扇子给产妇扇风，加速空气的流动，补充水和盐。除上述处理外，产妇头部可敷上冷毛巾，用 30％～50％的酒精擦浴前胸、腋窝、腹股沟、后背等处，身边放置冰袋，吹电扇等物理降温，还可适度应用仁丹、十滴水内服或给予解热药物退热。一般经以上处理后仍需到医院进一步治疗。

（3）重度中暑。重度中暑是产褥中暑最严重的阶段，产妇体温高达 41～42℃，可能出现谵妄、抽搐、昏迷。面色苍白，呼吸急促，脉搏细数，血压下降，皮肤干燥无汗，瞳孔缩小，反射减弱。若不及时抢救，数小时内可因呼吸、循环衰竭而死亡，即使幸存也常遗留中枢神经系统不可逆的后遗症。应迅速将患者移至通风处，用冰水或冰水加酒精全身擦浴，在头、颈、腋下、腹股沟浅表大血管分布区放置冰袋，尽早尽快送往医院进一步抢救。

夏季分娩产褥中暑以预防为主，应打破旧的传统风俗和“坐月子”的习惯，经常性对孕妇进行科学教育和产褥卫生教育。做好卫生宣教，能识别产褥中暑的先兆症状。指导家属及产妇从衣、食、住、行等日常生活做起，预防产褥中暑。夏天分娩的产妇，所居住的环境需要避开阳光直射，尤其是上午 10 点到下午 4 点这段时间，因为这个时间段发生中暑的可能性是平时的 10 倍。居室保持通风，可以在空调屋或吹电扇，但应注意不让风直接吹在身上，以免着凉。避免室温过高，切忌用围巾或毛巾包额头，产妇衣着应宽大透气，有利于散热，以舒适为度。

夏天日长夜短，产妇容易感到疲劳。充足的睡眠，可使大脑和身体各系统都得到放松，既利于工作和学习，也是预防中暑的好措施。注意增强营养，产妇在产后 1～2 天最好吃些清淡而易消化的饮食，以后再逐渐增加含有丰富蛋白质、碳水化合物及适量脂肪的食物，营养膳食应是含高热量、高蛋白、高维生素 A、高维生素 B1、高维生素 B2、高维生素 C 及矿物质，可多吃些新鲜水果和蔬菜等增加维生素和纤维素的摄入。平时可多吃番茄汤、绿豆汤、豆浆、酸梅汤等。

四、预防产后痔疮

预防产后痔疮，必须从孕期做起。妇女怀孕后，体内会产生多量性激素，由于受到这些激素的影响，胃肠道平滑肌的张力减退，蠕动减少、减弱，使食物在胃里排空推迟，在肠里运输时间延长，导致粪便在结肠中潴留时间过长，水分减少，粪便变得干结，而易发生便秘，使排便时需要用力屏气，加上增大的子宫对直肠的压迫，盆腔内压力增加，造成肛门周围的静脉肿胀瘀血，容易形成痔疮。

分娩时，由于用力屏气也可导致痔疮的发生和症状加重。产后，随着胎儿的娩出，压迫因素的去除，肠蠕动变慢，加上分娩后盆腔肌肉及肛门周围肌肉受一定程度损伤，会阴伤口及肛门疼痛，产妇不敢用力大便，产后多卧位，活动少，腹壁松弛，又多进食少渣食物，纤维素少，易发生便秘，使痔疮加重。因此，预防产后痔疮，要采取避免便秘，调整饮食，增加活动，锻炼盆底肌肉等措施。

1. 勤喝水、早活动

由于产后失血，肠道水分不足，容易造成便秘，而勤喝水，早活动，可增加肠道水分，增强肠道蠕动，预防便秘。还可自我行腹部按摩，方式是：右手附于脐上四指处，绕脐合理加压做顺时针揉动，一呼一吸揉动一次，连续 3 次，休息片刻再继续按摩，在按摩中手下压力应逐渐增大，最后全手掌置于脐部，顺时针揉按脐周 30 周结束。

2. 多做肛提锻炼

全身放松，注意力集中在会阴肛门部。收缩腹部、臀部和盆腔底部肌肉，随着呼吸将肛门一紧一松，一提一放。吸气时肛门收缩上提，呼气时放松。早晚各锻炼 1 次，每次做 30 回。早上 1 次最好在起床前，仰卧在床上进行，这样效果良好，容易产生便意，利于养成每天早上起床后解大便的良好习惯。

3. 注意饮食

产妇应多吃些纤维质的食物，如粗粮、蔬菜（木耳、海带、冬菇、竹笋、胡萝卜、芹菜、韭菜、菠菜等）及干鲜水果、果仁之类，如核桃仁、瓜子仁、香蕉、柠檬、花生米等，可防止大便干结。要少食辛辣和精细食物。

4. 注意个人卫生

俗话说，便后洗一洗，痔疮躲着你。产妇要勤换内裤、勤洗浴。排便后，肛门周围的皮肤皱襞里常会留有一些揩不净的细小粪便残渣，由于痔疮常脱出，局部肿胀会引起瘙痒或感染，所以每日大便后要坚持用温水清洗外阴，或使用 1∶5000 高锰酸钾溶液冲洗外阴及肛门周围，使会阴部清洁、干爽。产后 10 天，恶露减少后，可用 1∶5000 高锰酸钾溶液坐浴，以改善肛门周围血液循环，减轻痔疮水肿、疼痛等。

5. 早排便

产后应尽快恢复产前的排便习惯。一般 3 日内一定要排一次大便，以防便秘；产后妇女，或大便干燥，或害怕排便时外阴伤口疼痛者，第一次排便时可用开塞露润滑粪便。

如果发生痔疮，要进行积极治疗，对肛门冷敷或热敷，亦可涂痔疮油膏，或使用作用比较缓和的甘油栓通便。

五、预防子宫脱垂

子宫正常位置应位于盆腔中央，是依靠骨盆底的肌肉和筋膜以及子宫的韧带来支持的。如果这些组织发生了损伤或过度松弛，子宫就会沿阴道下降，甚至全部脱出于阴道口以外，这就是所谓的子宫脱垂。

1. 种类和特征

子宫脱垂因程度不同，有轻、中、重度之分。

（1）轻度子宫脱垂。产妇大多数没有什么感觉，有的可在长期站立或重体力劳动后感到腰酸下坠。

（2）中度子宫脱垂。产妇部分子宫颈或子宫体脱出在阴道口外，特别在用力屏气后明显。

（3）重度子宫脱垂。产妇整个子宫颈与子宫体全部暴露于阴道口之外。此种情况最容易发生感染、子宫充血、水肿，严重者甚至发热、排便排尿困难等。

2. 产生原因

（1）急产。急产是指产程从子宫规律收缩到胎盘娩出少于 3 小时。由于盆底组织和阴道肌肉没有经过渐进的扩张过程，而被突然的强大的胎头的力量压迫撕裂，如不及时修补，就会造成子宫脱垂。

（2）滞产。滞产是指产程超过 24 小时。胎头长时间压迫盆底组织，造成盆底组织损伤，也容易发生上述情况，造成子宫脱垂。

（3）过早参加体力劳动。产后盆底部比较薄弱，若过早参加较重的体力劳动，这样就可能发生阴道壁膨出，甚至发生子宫脱垂。

此外，子宫脱垂与分娩、孕期和产后休养有着密切关系，产后便秘，长期咳嗽，持续下蹲，长期负重等均可造成子宫下垂。

3. 预防措施

（1）切实做好孕期保健。做好妇女的孕期保健，及时发现并纠正胎位异常，防止发生胎位性难产，也是预防子宫脱垂的重要措施之一。

（2）正确处理分娩各产程。分娩损伤是子宫脱垂的重要病因。产程愈长，子宫脱垂的发病率愈高，这是与支持子宫的悬吊装置和盆底软组织遭受损伤的机会较大有关。目前认为，第一次分娩时所造成的损伤更是关键。在子宫脱垂患者中，第一胎产后发病者最高，约占 30%。因此正确处理分娩各产程，防止产伤，是预防子宫脱垂的最重要环节。

（3）认真做好产褥期保健。产妇从胎盘娩出后至生殖器官恢复到非妊娠状态，一般需 6～8 周，这段恢复过程称产褥期。在产褥期中，妇女的解剖和生理变化均较大，此期若未引起重视，最容易发生子宫脱垂。据调查，产褥期子宫脱垂的发生率显著高于其他期，1个月内参加劳动者，子宫脱垂发生率最高，占全部病例的85%以上。这是由于产褥期子宫及其支托结构因妊娠分娩而造成的生理及病理的改变，尚未得到充分恢复之前，过早参加劳动（包括繁重的家务劳动），容易引起子宫脱垂。因此，认真做好产褥期保健，对预防子宫脱垂有着极为重要的意义。

（4）切实做好哺乳期保健。哺乳期间卵巢功能下降。尤其产后长期哺乳，可因卵巢功能长期处于低落状态而导致子宫萎缩，子宫的支持结构和悬吊装置松弛无力，盆底肌肉的张力和弹性减退，在这种情况下，如遇到增加腹压或体姿用力等外因条件，均可诱发子宫脱垂。哺乳期在1年以内者，子宫脱垂患者仅占9%以下，而哺乳期在1年以上者，占90%以上。说明哺乳期在1年以上者，子宫脱垂的发病率显著升高。另外发现，妇女在哺乳期承受腹压后，子宫位置下降较非哺乳期明显，因此，切实做好妇女哺乳期保健，是预防子宫脱垂的重要措施。

4. 治疗方法

产后子宫脱垂的治疗包括非手术疗法和手术疗法两种，要根据子宫脱垂的程度，采取不同的治疗方法。

（1）轻度子宫脱垂的治疗。采用保守治疗，可取得良好的治疗效果。轻度子宫脱垂的产妇，采用体操方法进行有关肌肉特别是盆底肌肉的运动锻炼，使松弛的肌肉通过锻炼来增加其张力，可协助恢复功能。有以下几种常用的方法。

①盆底肌肉收缩运动——提肛肌锻炼。产妇平仰卧位，屈双膝，使两足靠近臀部，两手沿躯干放置，用足与肩胛支撑身体，试将臀部从床上抬起，同时吸气；放下臀部时呼气，吸气时肛门收紧，呼气时放松。每日 2～3 次，每次 10～15 分钟。

②腹直肌运动法。产妇仰卧，两手抱大腿，不用肘部支撑而坐起，身向前俯，使两手触趾尖，同时呼气，再慢慢躺下，同时吸气。每次 5～15 分钟。

（2）中度子宫脱垂的治疗。除进行轻度子宫脱垂的盆底肌肉的运动锻炼外，还可进行中药治疗和子宫托治疗。

①提宫散疗法。提宫散治疗子宫脱垂是采用辨证论治的原则，充分发挥中医药的治疗优势，以中药性味功能和脏腑经络学说理论为依据，借鉴传统中医“升补元气”的疗法，根据“虚者补之，陷者举之，脱者固之”的原则，在利尿燥湿、升提收涩的同时，以益气升提、补肾固脱为主，通过提升益气、健脾补中、升阳举陷，改善机体的免疫机能，进而达到治愈子宫脱垂的目的，对于治疗子宫脱垂有着独特的疗效。

②子宫托疗法。这是治疗中度子宫脱垂的有效方法。目前，国内常用子宫托有喇叭花型子宫托、

环型子宫托、球型子宫托、球腹一蘑菇头子宫托等四种。医护人员应教会产妇掌握正确的放置和取出的方法。

（3）重度子宫脱垂的治疗。产妇症状比较重，感到下腹、外阴及阴道有下坠胀感，并可有腰酸背痛，久立或劳动时这种感觉更加严重；若病情继续加重，严重者影响行动。如果子宫脱垂的同时，还伴有膀胱膨胀，往往会有尿频、排尿困难或尿失禁。若子宫脱垂兼有直肠膨出，还可以出现大便困难，常常需要手术矫正。

第二节　产后检查

妇女妊娠期间体内所发生的生理和解剖上的变化，产后都要逐渐恢复到原来的状态。为了了解这些变化恢复的情况，保证产妇身体健康，必须认真观察产褥期的各种变化。因为母体的子宫大约在产后 42 天复原，所以产后 42 天，母婴二人要在分娩所在的医疗单位进行一次全面的健康检查，并接受医生的指导，及时发现异常情况，以避免给母婴今后的生活带来不良影响。具体内容包括以下方面。

一、体重

体重测量可以监测产妇的营养摄入情况和身体恢复状态，时刻提醒产妇注意饮食，防止不均衡的营养摄入和不协调的活动危害身体健康。根据产妇产后体重变化，建议产妇的饮食以清淡、富含营养的食物为主，多吃瘦肉、豆制品、鱼、蛋及蔬菜和水果，少吃脂肪类、甜食、糖类等食物，注意喝汤的时候最好把油去掉。

二、血压

无论妊娠期的血压正常与否，产后检查都应该测量血压。对于孕期患妊高征的患者更应注意血压的恢复情况，如果血压尚未恢复到正常水平，则应进一步随诊和治疗。

三、血常规、尿常规

产妇刚生下小宝宝，身体各系统都处于恢复期，患妊高征、妊娠合并贫血及产后出血的产妇，要注意其恢复的情况，并做相关检查，了解各脏器功能恢复情况。患有心脏病、肝炎、泌尿系统感染或其他合并症的产妇，则应到内科或有关科室进一步检查和治疗。

四、乳房

乳房是产妇产后变化最大的器官，肩负着哺育婴儿的重要任务。乳房检查可以及时了解乳汁分泌是否正常，是否有肿块、压痛、乳头是否有破裂。医生可以帮助产妇发现与母乳喂养相关的各种问题，并及时予以帮助和指导。

五、盆腔器官

检查会阴及产道的裂伤愈合情况、骨盆底肌肉组织紧张力恢复情况，以及阴道壁有无膨出等。检查阴道分泌物的量和颜色，有无阴道炎症，如果是血性分泌物，颜色暗且量多，则表明子宫复旧不良或子宫内膜有炎症，应进一步检查和治疗。

检查子宫颈恢复情况，有无糜烂，子宫大小是否正常和有无脱垂，并指导盆底训练，促进恢复。检查子宫的附件及周围组织有无炎症及包块。指导产妇今后的性生活及避孕方法的选择。

六、伤口愈合情况

剖宫产术后产妇，应注意检查腹部伤口愈合情况，B超可以协助了解子宫切口愈情况，早期发现宫腔内组织残留和子宫切口愈合不良。

凡属异常妊娠，除了上述一般检查外，产妇还应按照医护人员的要求，进行其他必要的检查，如妊高征要查尿蛋白，贫血者要查血红蛋白及红细胞数量，有泌尿系统感染者应做尿常规检查，患有糖尿病者要查尿糖及血糖等。

总之，月嫂一定要提醒产妇注意自身的锻炼和恢复，保持愉快的心情，重视产后复查，及时发现身体的异常情况，及时进行对症治疗，保证以后的生活质量。

第三节　新生儿保健

一、身体保健

1. 预防接种

预防接种就是我们通常所说的“打预防针”，是指把疫苗通过注射、口服等方式接种到人体内，使机体产生特异性的免疫力，达到预防相应传染病的目的。

在胎儿期，胎儿可以通过胎盘从母体中获得一些具有抵抗传染病能力的免疫物质。因此，婴儿出生后的一段时间里（大约为 6 个月），这些免疫物质可以在一定程度上保护婴儿不患某些传染病。但是随着婴儿的长大，这些免疫物质就会逐渐减弱和消失，对疾病的抵抗能力也越来越弱。而婴儿自身的免疫能力尚未健全，容易患某些传染病。传染性疾病对宝宝健康影响很大，如流行性乙型脑炎常常可遗留呆傻，甚至患儿连生活都不能自理，严重的还可能引起死亡；患脊髓灰质炎的幼儿，多数遗留不同程度的腿瘫痪；麻疹常并发肺炎、喉炎，严重者甚至有生命危险。因此就需要通过有计划地预防接种，达到预防某些传染病发生的目的，从而保护婴儿的身体健康。

（1）我国预防接种政策

我国《传染病防治法》《疫苗流通和预防接种管理条例》明确规定，国家对儿童实行预防接种证制度。疫苗分为两类：第一类疫苗，是指政府免费向公民提供，公民应当依照政府的规定受种的疫苗，包括国家免疫规划确定的疫苗，省、自治区、直辖市人民政府在执行国家免疫规划时增加的疫苗，以及县级以上人民政府或者其卫生主管部门组织的应急接种或者群体性预防接种所使用的疫苗；第二类疫苗，是指由公民自费并且自愿受种的其他疫苗。

接种单位接种第一类疫苗不得收取任何费用。接种单位接种第二类疫苗可以收取服务费、接种耗材费，具体收费标准由所在地的省、自治区、直辖市人民政府价格主管部门核定。

政府免费向婴幼儿提供第一类疫苗。在儿童出生后1个月内，其监护人应当到儿童居住地承担预防接种工作的接种单位为其办理预防接种证，按要求进行受种。

（2）常用疫苗

①卡介苗。

预防疾病：结核病是由结核杆菌感染引起的疾病，是我国主要的传染病之一。卡介苗接种后可使儿童产生对结核病的特殊抵抗力。目前，我国已将它列为计划免疫必须接种的疫苗之一。接种的主要对象是新生婴儿，可预防发生儿童结核病，特别是能防止那些严重类型的结核病，如结核性脑膜炎。

接种程序：接种卡介苗，可以增强宝宝对于结核病的抵抗力，预防严重结核病和结核性脑膜炎的发生。目前我国采用的是减毒活疫苗，安全有效。体重在5斤以上的正常婴儿，在出生24小时就可以接种卡介苗，预防结核病的保护作用达70%。

接种部位：左侧上臂，接种后2～3周，孩子接种处有一个红肿的硬结，中间逐渐形成小脓疱，之后形成结痂，结痂后留下一个永久性的圆形疤痕，局部反应可持续2～3月，一般在接种后2月左右，做结核菌素实验（PPD）可呈阳性反应，说明接种效果良好。

如果孩子在出生后因疾病影响不能接种卡介苗，应在疾病好转后及时接种，最迟应该在1周岁前完成接种。

接种卡介苗4周左右，开始在局部出现反应。要保持局部清洁，注意勤换洗内衣，在洗澡时要用干净纱布包扎局部，以免水进入，不可用手将脓液挤出来，以防止其他细菌感染。接种卡介苗后一般不会发生全身反应，如有发热等全身情况应及时去医院就诊。

注意事项：凡患有结核病、急性传染病，心、肝、肾等慢性疾病，湿疹、神经系统疾病或其他皮肤病患者不宜接种。

②乙肝疫苗。

预防疾病：乙型肝炎是危害人类健康的重要传染病。乙肝疫苗接种是预防乙型肝炎的最有效的生物制剂，接种后一般无不良反应。在我国，母婴产期传播是乙肝病毒最重要的传播途径之一，通过胎盘、母亲的阴道均可将病毒传播给新生儿。

接种时间：新生儿在出生24小时内应接种第一针乙肝疫苗，在生后满1个月和6个月时再分别接种第二针和第三针。接种乙肝疫苗的部位是右上臂肌肉注射。孩子出生后至半年内接种3次，可使血清内抗乙肝HBs抗体滴度阳性率达75%～95%，保持效应可达56%～89%。

注意事项：宝宝出生时有严重脏器畸形、新生儿窒息、黄疸或患有急性严重疾病、早产儿体重小于2.5千克以及Apgar评分小于7分的宝宝都应该暂缓接种乙肝疫苗，有肝炎、急性感染、肾病综合征或曾患肾病综合征，以往对乙肝疫苗有严重过敏史的宝宝不宜接种此疫苗。

③脊髓灰质炎疫苗（糖丸）。

预防疾病：脊髓灰质炎是由脊髓灰质炎病毒引起的传染病，这种病毒会侵袭脊髓，导致四肢瘫痪、畸形，尤其下肢多见，影响宝宝的一生，多发于5岁以下儿童，故又称小儿麻搏症。

接种时间：宝宝出生后满2个月、3个月、4个月各服1次。以后18个月、4周岁时加强一次。

接种途径：口服。

接种反应：极少数孩子在服用糖丸后有发热、恶心、呕吐等症状，极个别出现轻度的腹泻，多数在2～3天自然痊愈。

温情提示：糖丸压碎后直接用冷开水服用，忌用热水或母乳送服，服用后半小时不喂奶或水。

④百白破疫苗。

预防疾病：百白破是百（百日咳）、白（白喉）、破（破伤风）三种疾病的简称。这三种疾病都是儿童常见病、多发病，严重危害着宝宝的健康。

接种程序：按照国家免疫规划疫苗接种程序的规定，初次免疫应在宝宝出生后3个月、4个月、5个月时接种，每次接种应间隔4周，共3针，加强免疫应在出生后18～24个月时加强1针。目前我国使用的百白破联合疫苗有3种，一种是由国家免费提供的全细胞百白破联合疫苗，也称TPW，这种疫苗虽然有较好的保护作用，但不良反应发生率也较高，接近50%的儿童可能会发生全身高热、局部肿痛等不良反应。另一种是国产的无细胞百白破疫苗，称DTPa，这种疫苗属于自费接种，接种不良反应较前者少。还有一种是进口的新一代无细胞百白破疫苗，它在国外有10年的全球常规接种经验，属于自费接种。

注意事项：有癫痫、神经系统疾患及抽风史的宝宝不宜接种，注射第一针后如果出现高热、惊厥等异常反应的宝宝应不再注射第二针。急性传染病（包括恢复期）及发热的宝宝暂缓注射。

⑤其他常见疫苗。

水痘疫苗：水痘，是由一种叫作水痘——带状疱疹病毒引起的传染病。起病急，多数先见皮疹，同时伴有中、低度发热以及不适等症状。皮疹多见于躯干和头部，也可见于腋部，四肢较少，偶见于掌心和脚底。皮疹初期为红色小斑疹和丘疹，隔数小时或1日后很快变为疱疹，呈椭圆形，大小不等，周围有红晕，以后结痂，至数日或2～3周才完全脱落。水痘病毒具有高度传染性，在儿童中的传播占90%以上，为空气飞沫、直接接触和母婴垂直传播。病毒通过打喷嚏、咳嗽、皮肤的碰擦而传播，由于水痘会带来剧烈的瘙痒，所以宝宝会无法控制地搔抓患处皮肤，一旦遗留下疤痕，将终生影响容貌，应引起重视。目前水痘减毒活疫苗已经在我国广泛应用。1～12 岁儿童，只需接种一次。注意事项：过敏体质，对新霉素严重过敏者不宜接种。

流感疫苗：流感是流行性感冒病毒引起的急性呼吸道传染病。通过呼吸道飞沫传播，易引起暴发流行。6 个月～3 岁的婴幼儿是流感的高危人群，感染率在 50%以上，比成人高 1.5～3 倍，且宝宝流感容易引起中耳炎、鼻窦炎、肺炎、脑炎及心肌炎等并发症，因流感而造成的死亡率可达 3%。在托儿所、幼儿园等孩子聚集场所，更容易传染。我国卫生部推荐 6 个月以上的儿童接种流感疫苗以抵御流感的侵扰，尤其是身体抵抗力差和体弱多病的宝宝。

甲肝疫苗：甲肝是甲型病毒性肝炎的简称，是由甲型肝炎病毒（HAV）引起的一种急性传染性疾病。每年的冬春季节都是甲肝发病的高峰期。甲肝病毒通过污染的食物、玩具和水进入胃肠道，再通过血液来到肝脏。甲肝病毒进入正常的肝脏细胞后，在那里获取生存和繁殖的能量，使肝脏遭到损坏，肝功能出现异常，开始出现乏力、发热、肝痛等症状。甲肝可引起一些严重的并发症，如肝性脑病、再生障碍性贫血、病毒性心肌炎等，这将会给宝宝带来一生的悲痛。虽然甲肝非常可怕，但父母们也不要过于担心，因为甲肝是可以通过接种疫苗达到预防的最常见的传染病之一，只要在规定的时间内接种甲肝灭活疫苗，就可以对孩子搬长达 20～30 年的保护。

麻腮风疫苗：麻疹、风疹和流行性腮腺炎这三种都是儿童常见传染性疾病，这三种疾病都是由空气飞沫传播，拥挤的环境，儿童之间的亲密接触，都会提高被传染的机会。宝宝对麻疹、风疹、腮腺炎均无天然免疫，很容易被传染。接种麻腮风三联疫苗就可起到预防三种疾病的作用。根据免疫学原理和临床观察，麻腮风三联疫苗一旦免疫成功，诱发的保护力是长期的并可能是终生的。

乙脑疫苗：流行性乙型脑炎，是由嗜神经的乙脑病毒所致的一种比较凶险的中枢神经系统性传染病。经蚊等昆虫传播，流行于夏秋季，多发生于儿童。乙脑患者大多数起病急骤，发热，体温常在 39～40℃，多伴有头痛、恶心、呕吐、嗜睡及精神倦怠等症状。潜伏期一般在 10～14 天左右，进入发病期后，症状加重，除有高热外，突出表现为意识障碍、惊厥、严重时发生嗜睡昏迷，呼吸衰竭，其中呼吸衰竭是主要死亡原因。最常见并发症为肺部感染，皮肤脓疖、口腔感染和败血症等。乙型脑炎症状凶险，国外报道其死亡率在 20％左右，部分患者即使病愈，还会有失语等后遗症。目前，预防流行性乙型脑炎的乙脑疫苗有乙脑灭活疫苗、乙脑减毒活疫苗等两种。

（3）接种疫苗注意事项

①初次打预防针时，家长应主动要求建立登记卡。每次打针要带上预防接种登记卡，以便了解情况，防止重复打或漏打。

②孩子预防接种前，家长要给孩子洗好澡，或者把胳膊洗干净，换上干净的衣服，避免局部感染。

③向医生说明孩子的健康情况。

④接种后孩子要避免做剧烈运动。

⑤接种后注意保持接种部位的干燥清洁，接种当天不要给孩子洗澡。

⑥孩子打过预防针后，家长应注意观察孩子的反应，如果注射部位出现红、肿、热、痛，但是不痒，可以不进行任何处理，或者用干净的毛巾热敷就可以了。如果两三天后仍没有好转，就要请医生处理。有些孩子打过针后体温轻度升高，或者出现恶心、呕吐、腹痛、腹泻，家长只要注意观察，给孩子多喝些开水就行，一般 1～2 天就会好转。如果反应加重，或是高烧就要去医院就诊，以免引起不良的后果。

以上简单介绍了我国预防接种政策，疫苗常见种类、注意事项等，需要提醒年轻父母们的是，在儿童出生后 1 个月内，其监护人应当到儿童居住地承担预防接种工作的接种单位为其办理预防接种证，按要求进行受种。月嫂也要主动担负起提醒新生儿父母的责任。

2. 疾病筛查

开展新生儿疾病筛查，能有效预防残疾患儿发生。目前，新生儿筛查的重点是先天性甲状腺功能低下症和苯丙酮尿症。

先天性甲状腺功能低下症是一种由于先天性甲状腺发育障碍，不能产生足够的甲状腺素，引起生长迟缓、智力发育落后的疾病，又称“呆小病”。在我国这种病的发病率为0.02%～0.025%。先天性甲状腺功能低下症在新生儿期往往是隐匿的，不易引起家长甚至医生的注意而延误诊断和治疗，导致对脑发育产生不可逆的损害。如果产后即能诊断，出生后1个月内开始治疗的，新生儿一般不会发生智力发育障碍，可以和正常孩子一样生长发育；出生后3个月内开始治疗，可使75%的患儿智商达到正常宝宝水平；出生后6个月以后再开始治疗的仅50%的患儿智力能正常发育。因此，先天性甲状腺功能低下症只要早发现、早治疗，是能够治愈的疾病。

苯丙酮尿症是一种常染色体隐性遗传病。由于患儿体内带有分别来自父母双方的致病基因，影响体内苯丙氨酸羟化酶活性，使苯丙氨酸及其代谢产物蓄积，引起脑萎缩和智力低下。该病在我国的发病率为0.0059%～0.0125%。苯丙酮尿症患儿刚出生时，外表未见异常，常在出生后3个月左右发现孩子头发由黑变黄，小便有难闻的臭味，生后3个月仍不能抬头；6个月时症状更明显，甚至出现抽搐。

本病如果在新生儿出生后 1～3 个月内及时得到诊断和治疗，一般不会发生脑损害，基本上可避免智力低下；如果在 4～5 岁开始治疗，将会产生严重的智力障碍，并很难好转。

筛查方法是，在宝宝出生后 3 天内，孩子出生的所在医院会由受过培训的医务人员在孩子足跟部针刺采集三滴血，定期送达新生儿疾病筛查中心。筛查中心工作人员通过先进仪器进行有关检测，筛出可疑病例，再经专科医生详细询问病史和有关检查，最后给出诊断。使宝宝在出现临床症状前即得到治疗，避免成“痴呆儿”的厄运。

有的家长可能会问，我们家族中从来没有人得过这样的病，就不需要筛查了吧？回答是仍需要筛查。虽然这类疾病发病率不高，绝大多数孩子没有问题，但患儿却常常来自健康的家庭，可能是由于父母一方或双方基因变异引起的。为了避免这种风险，也为了每个孩子的健康，应该筛查所有的新生儿，这样才能保证每一个患儿都能被及早发现，及时得到治疗。

3. 宝宝体操

新生儿被动操是早期开发宝宝智力的一种有效方法，宝宝经常做被动操有助于增强体质、预防疾病，新生儿出生后 10～15 天左右就可以开始做被动操。运动开始时，父母用轻柔动作按摩孩子的全身，使孩子肌肉放松，同时轻轻地跟孩子讲话，使他情绪愉快，准备开始做操。

第一节：扩胸运动

练习目的：增强婴儿两臂力量，锻炼胸部肌及腹肌，增强肺活量，促进婴儿的上肢及胸部的生长发育。

操作方法：

（1）让孩子平躺在床上，家长先按摩其四肢，然后再按摩胸部和背部。

（2）家长双手握住婴儿的手腕，大拇指放在婴儿手心中，使婴儿握住，两臂平放在身体两侧。

（3）使婴儿两臂左右平举，掌心向上，手背贴床。

（4）两臂同时上举至胸前，并轻轻击掌一次。重复这个动作，最后还原到初始姿势。

注意事项：练习时要求两臂伸直，不能弯曲。家长要注意不能用力向上提拉婴儿两臂，防止婴儿关节脱臼。

第二节：屈展运动

练习目的：通过孩子两臂的屈展动作，提高关节的灵活性，扩展胸腔，促进上肢及胸腔的发育。

操作方法：

（1）将婴儿两臂左右平举，掌心向上，手背贴床。

（2）使婴儿两臂在胸前交叉，并轻轻压腹部。

（3）轻拉婴儿两臂，从胸前平举至头顶，手心向上，手背贴床。重复这个动作数次，最后还原到初始姿势。

注意事项：婴儿两臂在胸前交叉并轻压腹部时，用力要保持轻而柔和。

第三节：下肢运动

练习目的：增强婴儿腹部和腿部力量，增养婴儿动作的节奏感和协调性。

操作方法：

（1）让婴儿仰卧，家长握住婴儿脚腕，使婴儿两腿伸直。

（2）使婴儿左腿屈至腹部，右腿保持原来的姿势。

（3）左腿还原成准备动作，继而使婴儿右腿屈至腹部，左腿保持原来的姿势。反复数次。

（4）使婴儿两腿同时出至腹部，然后还原初始姿势。

注意事项：婴儿腿屈至腹部时稍稍加力，但伸腿时不要太用力，以免损伤关节和韧带。

第四节：仰卧打腿

练习目的：训练婴儿上下肢的协调性，促进神经系统对运动系统的调节功能。

操作方法：

（1）两臂上举至胸前击掌一下。

（2）左腿上举至腹，和右手相击一下，重复数次。

（3）右腿上举至腹，和左手相击一下，重复数次。

注意事项：初次练习时，需要父母两人协同操作，逐步培养孩子自己控制手的动作，之后逐渐增加难度。腿上举时不要超过90度，放下时要轻放，击掌时不要太用力。

第五节：翻身运动

练习目的：通过帮助婴儿翻身，使婴儿感受到身体的运动，建立空间知觉，并为婴儿的爬、坐、站做准备。

操作方法：

（1）家长用一只手握住婴儿两腿的踝部，另一只手轻轻地托住婴儿的背部，帮助婴儿以仰卧的姿势翻身为俯卧的姿势。同时家长可以帮助婴儿的头部稍稍抬起一会儿。

（2）家长用一只手握住婴儿两腿的踝部，另一只手轻轻地托住婴儿的胸部，帮助婴儿以俯卧的姿势翻身为仰卧。

（3）重复上述动作，注意向相反的方向翻身。

注意事项：家长帮助婴儿翻身时，动作要轻缓，切勿用力过猛。翻身时，家长要注意婴儿手的位置，注意防止婴儿关节脱臼。

第六节：俯卧后举

练习目的：俯卧位巩固婴儿颈曲，并促进婴儿胸曲、腰曲的形成，为婴儿的坐、立、行做准备，同时能提高婴儿膝关节的灵活性，增加腰部和腿部肌肉的力量。

操作方法：

（1）婴儿俯卧，两臂弯曲，肘关节支撑身体，头、肩部抬起。

（2）将婴儿左小腿向上举起，脚后跟尽量接触到臀部，右脚伸直，重复数次。右腿重复左腿动作。

（3）两小腿同时上举，屈膝，两脚后跟尽量接触到臀部，重复数次。

注意事项：家长在操作时要注意婴儿肘关节能否支撑身体的重量，不能勉强，开始时运动量小些，逐步增加运动量。

第七节：全身运动

练习目的：促进婴儿胸曲、腰曲的形成，增加腰部和腿部肌肉的力量。

操作方法：

（1）婴儿俯卧位。

（2）家长轻轻抬起婴儿下肢，婴儿胸部不离开床面，再还原成准备姿势。

（3）家长轻轻握住婴儿的上臂，轻轻抬起上身，腹部不离开床面，再还原成准备姿势。

注意事项：家长在帮助婴儿抬高上身或上肢时，不能抬得过高，防止损伤婴儿关节。如果婴儿情绪不佳，身体扭曲时，不要做这节操，操作时动作要轻，并用亲切的语言鼓励婴儿。

第八节：恢复运动

练习目的：消除肌肉的疲劳。

操作方法：让婴儿仰卧，或者让他呈最舒服的姿势，家长用手掌轻轻拍打两腿、两臂肌肉，也可进行轻柔地按摩，或干脆让婴儿自由活动数分钟，消除肌肉的疲劳。

注意事项：做操时家长应充分考虑到孩子的身体情况，不要过早地勉强孩子坐、站或走，以免造成脊椎和腿骨变形；不要操之过急给婴儿增加运动量，以免造成婴儿肌肉和骨骼的损伤。

二、智力开发

儿童智力发育水平是由生物学因素与环境质量相互决定的，婴儿出生后大脑继续发育，大多数神经元在妊娠头3个月至生后1岁增长最快，未成熟大脑具有很强可塑性，当外界刺激越频繁、越强烈，大脑细胞发育速度越快，智力开发越早越好。听觉、视觉、味觉、嗅觉、触觉，是人类感知外部世界的五个通道。充分刺激孩子的感觉器官，能够促使大脑的各部分积极活动。所以月子内的宝宝智力开发要重视感知训练，为宝宝的健康成长打下坚实基础。

1. 触觉训练

妈妈摸一摸，宝宝笑一笑，新生儿的触觉器官最灵敏，全身皮肤都有灵敏的触觉能力，有舒适、冷热、疼痛等各种感觉；宝宝最喜欢母亲的怀抱，也喜欢接触质地柔软的物品。宝宝的触觉是他们探索认识外界的重要途径，大人要充分利用这一特性，应用各种方法刺激宝宝的触觉，以促进宝宝心智的发展。

抚摸头和四肢。喂完奶或醒来时，要经常抚摸宝宝的头、四肢及身体其他部位。抚触是每个人都需要的，对婴幼儿来说更为重要和必要，这样不仅能开发孩子的触觉能力，促进他们成长，还可以传递父母的爱心，让孩子产生良好的情感体验，培养健康的心态，是亲子交流的绝佳手段。抚触应在孩子清醒时进行，父母一定要洗净手，除去戒指、手链、腕表之类的饰物，以免划伤孩子。抚触时用力要轻柔，时间不宜过长，每天五六次，每次三四分钟即可。

锻炼宝宝主动找奶水。喂奶时可以将奶头在宝宝口边晃动，让他主动寻找奶水，以锻炼宝宝主动探求事物的能力。

与宝宝勾拉手指。让宝宝的手握住大人的食指，大人用手指勾拉宝宝的手掌，以训练宝宝手掌的抓握能力。

2. 听觉训练

每位父母都希望自己的孩子耳聪目明，口齿伶俐，尽早地训练与培养孩子良好的听觉，非常有益于孩子语言水平的发展与智力的提高。正常的婴幼儿一出生就有听觉能力，喜欢听人的声音，喜欢听柔和的声音，更喜欢听母亲的声音，要坚持轻柔亲切地反复地对孩子讲话，这能在宝宝头脑中储存大量语言信息。孩子特别喜欢短小欢快、节奏鲜明的儿歌，可以多念给他听。出生后 2 周内婴幼儿能记住自己母亲的声音和脸的形象。但要注意，听觉训练时间不宜过长，音量不宜过大。父母和月嫂可按如下方法对新生儿进行听觉训练。

笑脸说话。和宝宝面对面笑着说话，当他注意了大人的笑脸后，慢慢移动头的位置，吸引宝宝的视线追随大人头脸移动的方向。

呼唤名字。分别在宝宝头的两侧，轻轻呼唤他的名字，使宝宝听到大人的声音后出现注意的神情或侧过头来。

听柔和的声音。将大豆或小石头装入塑料瓶子内，分别在宝宝耳边（距离 10 厘米左右）摇出柔和的声音，让他注意声响，还可以给宝宝放优美柔和的音乐，美妙的声音能让宝宝更聪明。

3. 视觉训练

初生的婴幼儿视力较弱，只能近距离看物，能注视或跟踪移动的物体或光点，新生儿喜欢看轮廓鲜明和深浅颜色对比强烈的图形，喜欢看红色的物品，更喜欢看人的笑脸，看的最佳距离是 20 厘米。随着月龄增加，3 个月时能看清五六米外的东西，6 个月即可远距离视物。所以视觉训练应该循序渐进，孩子对鲜明的颜色较为敏感，缤纷鲜艳的色彩，丰富多变的物品最能激发宝宝的兴趣。父母和月嫂可按以下方法对新生儿进行视觉训练。

看移动玩具。用一个鲜艳的玩具或者用一个红色的小球，距离宝宝眼睛约 20 厘米处慢慢移动，不断引起他的注意。

看摆动玩具。宝宝喜看鲜艳的颜色，在宝宝床头上方轮换吊挂颜色鲜艳的布娃娃、铃铛、彩色球等，使之来回缓慢摆动，使宝宝两眼随着转动，吸引宝宝看和听的兴趣。

4. 嗔觉训练

自然界的气味是很丰富的，厨房烹调各种菜肴的气味不一样，鱼味、肉味、芹菜味、葱味等，要常常让孩子嗔一嗔各种各样的、无害的气味，以促进嗅觉的发育。

5. 味觉训练

新生儿虽然只能吃奶，但是酸、甜、苦、辣、咸以及各种怪味都应当让宝宝尝尝，父母或月嫂可以用筷子蘸点菜汤给他品尝，如苦瓜汤、蔬菜汁等，这样宝宝的味觉就会丰富而灵敏，将来宝宝会食欲强，不挑食。

心理研究证明，孩子出生后的 1～2 年是中枢神经系统发育最迅速、最关键的时期。新生儿的大脑已具备了接受外界良好刺激的条件。早期教育从新生儿开始，可使大脑获得足够的刺激，在功能上和结构上更趋完善，潜在能力得到较好的发挥。

希望年轻的父母们重视宝宝的早期智力开发，多学习掌握一些智力开发的知识，为他们的健康成长打下坚实的基础。也希望月嫂们多学习儿童保健和智力开发知识，提高自身素质，努力成为优秀的员工，让新生儿妈妈及其家人更加放心。